Jean Chateau

Dictionnaire

Dentaire

PARIS

J.-B. BAILLIÈRE ET FILS

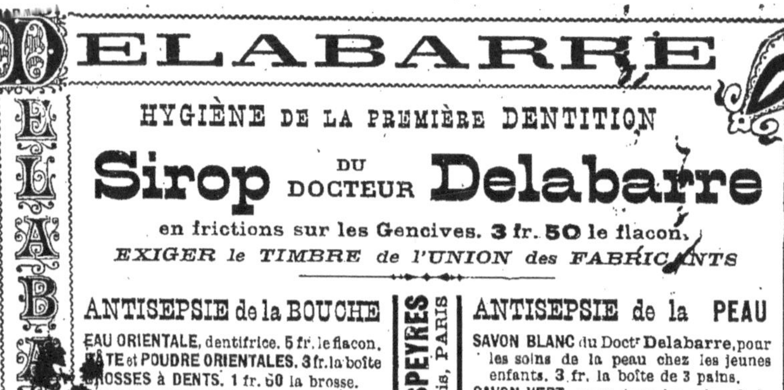

DICTIONNAIRE DENTAIRE

LIBRAIRIE J.-B. BAILLIÈRE ET FILS

Manuel du Chirurgien-Dentiste, rédigé conformément au programme de 1893 pour les examens de chirurgien-dentiste, par Ch. Godon, professeur à l'Ecole dentaire de Paris, avec la collaboration de MM. les Docteurs L. Frey, Marié, Marie, M. Roy, E. Sauvez et de M. P. Martinier. 1896-1900, 7 vol. in-18 de 300 p., avec fig. Chaque vol., cart........ 3 fr.
I. Notions d'anatomie, d'histologie et de physiologie, par le Dr Marie. — II. Notions de pathologie, par le Dr Marie. — III. Anatomie et physiologie de la bouche et des dents, par le Dr Sauvez. — IV. Pathologie de la bouche et des dents, par le Dr Frey. — V. Thérapeutique de la Bouche et des Dents, par le Dr Roy. — VI. Clinique dentaire et Dentisterie opératoire, par le Dr Godon. — VII. Clinique de Prothèse dentaire, par M. P. Martinier — VIII. Clinique de prothèse buccale et faciale par M. P. Martinier.

Examens des Chirurgiens-Dentistes. Anatomie, physiologie, pathologie et thérapeutique dentaires. Programmes et questionnaires, par le Dr Hamonaide. 1895, in-18, 82 pages
....

Formulaire de Médecine et de Chirurgie dentaire, par le Dr N. Thomson. 1895, 1 vol. in-18 de 280 pages, cart.. 3 fr.

Chirurgie des dents et de leurs annexes, par E. Brasseur. 1886, 1 vol. gr. in-8, avec 127 fig...................... 5 fr.

La Pratique des Maladies de la Bouche et des Dents dans les Hôpitaux de Paris, par F. Lefert. 1896, 1 vol. in-18, cart.................................. 3 fr.

Les Dents de nos Enfants, par le Dr Bramsen. 1889, 1 vol. in-16 de 144 pages, avec 50 fig.............. 2 fr.

Lésions et Maladies des Mâchoires, par le Dr Heath. 1888, 1 vol. in-8 de 462 pages, avec 200 fig.......... 10 fr.

L'Erosion dentaire, par le Dr Maire. 1898, in-8, 74 pages.
.... 2 fr.

Pathologie buccale, par Goldenstein. 1900, in-8. 2 fr.

Mémoire sur les Tumeurs du Périoste dentaire et sur l'ostéo-périostite alvéolo-dentaire, par le Dr Magitot. 1874, in-8.................................... 3 fr.

Déviations dentaires, par le Dr Dunogier. 1895, gr. in-8.
.... 2 fr. 50

Articulation alvéolo-dentaire, par Beltrami. 1895, in-8.
.... 3 fr.

L'Ecole dentaire, par le Dr Godon. 1901, 1 vol. in-8 de 366 pages..................................... 10 fr.

DICTIONNAIRE
DENTAIRE

PAR

Jean CHATEAU

Chirurgien-Dentiste de la Faculté de Médecine de Paris
Chef de clinique à l'Ecole dentaire française

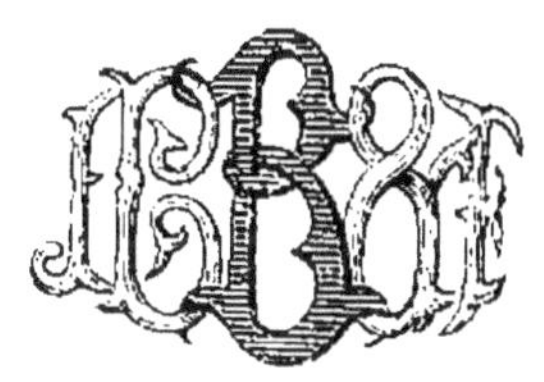

PARIS

LIBRAIRIE J.-B. BAILLIÈRE et FILS
19, rue Hautefeuille, près du boulevard Saint-Germain

—

1903

PRÉFACE

—

A côté des livres consacrés à l'étude des sciences dentaires, qui se sont multipliés en France depuis quelques années, à côté du *Manuel du chirurgien-dentiste*, dirigé par M. le Dr Godon, il nous a paru qu'il y avait encore place pour un livre résumant les principales connaissances professionnelles, que l'étudiant puisse feuilleter à la veille d'un examen pour venir en aide à sa mémoire, que le praticien hésitant sur un diagnostic ou un traitement puisse consulter, pour y trouver rapidement le renseignement utile et précis.

Désireux d'atteindre ce double but, nous avons passé en revue les maladies de la bou-

che et des dents qui se présentent journelle-
ment dans la pratique ; les localisations buccales et dentaires qui compliquent et aggra-
vent les maladies générales, la tuberculose,
la syphilis, etc. ; les anesthésiques usuels et
les médicaments courants employés en médecine et en chirurgie dentaires.

Nous avons mis à profit les notions que
notre propre expérience nous avait permis
d'acquérir soit dans l'exercice de notre
profession, soit dans les fonctions que nous
avons remplies en qualité de Chef de clinique
à l'École dentaire : nous n'avons eu garde de
mettre en oubli les enseignements que nous
avons recueillis auprès de nos Maîtres; nous
nous sommes enfin aidé de la lecture des ouvrages de nos devanciers.

Si nous avons choisi l'ordre alphabétique,
c'est qu'il nous a paru le plus commode pour
le genre de service que l'on peut demander
à un ouvrage de cette nature : il n'y a pas en
effet de classification, si parfaite soit-elle, qui

permette de trouver aussi facilement le renseignement cherché.

Nous avons bon espoir que cet ouvrage, écrit avec le souci constant d'être utile à nos confrères, sera favorablement accueilli par les élèves et les praticiens auxquels il s'adresse.

J. CHATEAU.

Grenoble, janvier 1903.

DICTIONNAIRE DENTAIRE

A

ABCÈS. — Collection de pus dans une cavité close.

Abcès chaud. — Celui qui évolue rapidement en s'accompagnant de phénomènes inflammatoires.

Abcès froid. — Celui qui évolue lentemeut sans réactions notables. (Voy. *Tuberculose buccale.*)

Abcès dentaire. — Consécutif soit à la *périodontite* alvéolaire, soit à la *carie* du 4e degré. (Voy. ces mots.)

Lorsque ces phénomènes pathologiques se terminent par suppuration, le pus s'accumule entre la dent et la paroi alvéolaire. Dans la plupart des cas, il se fait jour par le collet, mais quand l'abcès débute par le sommet de la racine, l'abcès peut se faire jour, soit dans le vestibule, soit sous la voûte palatine, soit même à l'extérieur (*abcès cutané*).

Symptômes. — Ceux des abcès chauds en général. Elancements douloureux, caractérisés surtout dans la position horizontale, tuméfaction et rougeur des tissus, *fluxion.* (Voy. ce mot.)

Pronostic. — Considéré en lui-même, l'abcès dentaire offre un pronostic bénin. Mais il faut toujours prévoir des complications possibles : propagation à distance, fistules, nécroses, empyèmes du sinus.

Traitement. — Il est exclusivement chirurgical et

consiste à donner issue au pus, aussitôt que la fluctuation est nette. L'intervention doit se faire soit au bistouri garni d'ouate dans sa partie supérieure, soit au thermo-cautère.

Néanmoins, lorsque le point de départ de l'abcès est une dent préalablement obturée, il convient, avant tout, de la désobturer et de favoriser l'évacuation du pus par les canaux radiculaires. De toute façon, pendant la période de formation de l'abcès, les émollients et les révulsifs seront indiqués.

On recommandera au patient de soulever sa tête avec des oreillers pendant la nuit, de façon à ce que les battements pulsatifs (élancements) soient moins douloureux.

ABRASION. — Usure mécanique des dents.

ACÉTANILIDE ou **ANTIFÉBRINE.** — Antithermique nervin, employé dans les névralgies. Manier prudemment; o gr. 25 par dose; commencer par o gr. 15. — Réussit dans les *névralgies du trijumeau*. (Voy. ce mot.)

ACIDE ARSÉNIEUX. As^2O^3. — Poudre blanche. Caustique. Dévitalisation de la pulpe. Mômifie. (Voy. *Carie du 3ᵉ degré.*)

Antidote. — Magnésie calcinée, en abondance.

ACIDE BORIQUE. BoO^3H^3. — Ecailles blanches nacrées.

Antiseptique, ni irritant, ni toxique. Cavités closes. Antisepsie buccale.

Dose. — 20 gr. pour un litre d'eau.

ACIDE CHROMIQUE. — Petites aiguilles rouge rubis, solubles dans l'eau.

Caustique. La solution de 5 gr. dans 15 gr. d'eau est employée pour la cautérisation des ulcérations de mauvaise nature, contre la pyorrhée alvéolaire.

ACIDE LACTIQUE. $C^3H^6O^3$. — Liquide sirupeux,

incolore, conseillé dans le traitement de la pyorrhée, en injections intra-alvéolaires.

ACIDE PHÉNIQUE ou PHÉNOL. C^6H^6O. — Cristaux blancs.

Antiseptique. Son pouvoir bactéricide est augmenté par l'acide chlorhydrique ou l'acide tartrique.

S'élimine par les urines.

Dose. — 1 à 2 p. 100, pour l'antisepsie buccale. S'emploie pur, pour les pansements sur la pulpe, et pour la stérilisation des canaux.

A l'intérieur: 0 gr. 10 à 0 gr. 50, en sirops ou lavements.

Dose mortelle. — De 5 à 20 gr. à l'intérieur.

Antidotes. — Sulfate de magnésie. Eau de savon. Sucrate de chaux.

ACIDE SALICYLIQUE. $C^7H^6O^3$. — Antiseptique puissant. Employé en antisepsie buccale (1 ou 2 p. 1000) et contre la *fétidité de l'haleine.* (Voy. ce mot.)

ACIDE SULFURIQUE. SO^4H^2. — Caustique.

Acide sulfurique cocaïné : anesthésique de la dentine (déshydratant).

Conseillé contre la pyorrhée alvéolaire.

ACIDE THYMIQUE ou THYMOL. — Extrait de l'essence de thym. Antiseptique puissant.

Usage buccal. — En moyenne, 50 centigrammes pour 1 litre d'eau.

Usage dentaire. — Désinfection des canaux radiculaires.

Conseillé contre la pyorrhée alvéolaire.

ACONIT. — Sédatif nerveux : vénéneux, stupéfiant.

Mode d'emploi et doses. — *Aconitine cristallisée.* — Dose : 1/10 de milligr., dans les névralgies faciales.

Teinture d'aconit. — Employée contre la périostite.

Antidotes. — Teinture d'iode, 1 gr. dans l'eau. — Nitrite d'amyle.

ACTINOMYCOSE (ακτις, rayon ; μυκης, champignon). — Maladie infectieuse et contagieuse, commune à l'homme et aux animaux.

ÉTIOLOGIE. — Elle est causée par un parasite, un champignon, le *streptothrix bovis* ou *actinomyces*, découvert en 1868 par Rivolta et Harz sur la mâchoire du bœuf.

Ce parasite vit sur les épis de blé ; c'est là que les bestiaux se l'inoculent.

C'est en soignant les bœufs atteints de tumeurs actinomycosiques que les cultivateurs s'inoculent les mains, ou en suçant des épis de blé, d'orge, d'avoine, ou en mangeant de la viande actinomycosique.

Actinomycose buccale. — Débute à la pointe de la langue ou aux maxillaires, surtout au maxillaire inférieur.

SYMPTÔMES. — Début variable. Le champignon pénètre par la cavité d'une dent cariée ou à la place d'une dent récemment extraite. Il se propage de tissu en tissu, ne se généralisant que très exceptionnellement par la voie sanguine. On constate bientôt une tuméfaction, le plus souvent au niveau de la face interne de l'angle de la mâchoire. Cette tuméfaction aboutit à la suppuration, qui se traduit à l'extérieur par des fistules laissant sourdre du pus qui contient les petits grains jaunâtres caractéristiques.

Le parasite poursuit sa marche envahissante, il descend jusqu'à la clavicule en suivant le sterno-mastoïdien ; il peut envahir le plancher de la bouche, simulant une angine de Ludwig, ou bien la base du crâne par l'intermédiaire de la branche montante. L'envahissement de la base du crâne est naturellement plus rapide, quand l'actinomycose a débuté sur le maxillaire supérieur, ce qui est rare.

L'état général est affecté : gêne de la nutrition, suppurations, trismus, fièvre, névralgies faciales. Le malade s'épuise, il finit par mourir après des souffrances terribles.

DIAGNOSTIC. — Il repose sur la présence des grains jaunes caractéristiques.

PRONOSTIC. — Il est sérieux,à cause de l'abondance de la suppuration et de son extension.

TRAITEMENT. — Evacuer le pus, curetage énergique, suivi de cautérisations au thermo-cautère.

L'iode à l'état naissant, appliqué sur place, tue le parasite. L'administration à l'intérieur de l'iodure de potassium arrive au même résultat.

Formule de Nocard :

℞ Iodure de potassium................... 15 gr.
   Sirop d'écorces d'oranges amères...... 150 —
   Eau distillée .... 150 —

De 2 à 6 cuillérées à bouche par jour.

ADÉNITE (ἀδήν, glande). — Inflammation des ganglions lymphatiques.

Adénite sous-maxillaire. — Inflammation des ganglions sous-maxillaires, qui, au nombre de 15 ou 20, communiquent entre eux et avec les ganglions de la chaîne carotidienne.

Les ganglions sous-maxillaires peuvent se diviser en-

Ganglions *sous-angulo-maxillaires*, dont l'inflammation est le résultat d'une infection des amygdales, pharynx, fosses nasales ;

Ganglions *sous-maxillaires :* face, nez, paupières, lèvre supérieure, partie externe de la lèvre inférieure ;

Ganglions *sous-mentonniers :* peau, pointe de la langue, partie moyenne de la lèvre inférieure.

ETIOLOGIE. — Dans la majorité des cas, il s'agit d'une infection **aiguë** *de cause locale :* carie dentaire, opérations septiques; *de cause générale:* érysipèle, scarlatine, fièvre typhoïde, diphtérie, maladies infectieuses. ou **chronique** : adénite tuberculeuse, syphilitique. —

A propos de l'étiologie, il est bon de remarquer la fréquence de l'infection par la carie, les ulcérations causées par des chicots ou des instruments septiques. Ces ulcérations peuvent servir de porte d'entrée à la tuberculose. (Voy. *Adénite tuberculeuse.*)

SYMPTÔMES. — A l'angle de la mâchoire, on sent « une petite boule qui roule sous le doigt ». Légère douleur, que la pression exagère. La région est un peu rouge, enflammée; légère fièvre, le soir.

TRAITEMENT. — Chercher la lésion ayant causé l'adénite ; la chercher dans le territoire lymphatique du ganglion atteint.

Si l'adénite, au lieu de disparaître, devient plus volumineuse, si des douleurs pulsatiles surviennent, l'infection s'étend, le ganglion va suppurer, c'est un *adénophlegmon*. (Voy. ce mot.)

Adénite tuberculeuse. — On l'observe surtout chez les enfants, les femmes et en général chez les débilités.

Deux formes :

Adénite localisée. — C'est la plus fréquente ; **adénite tuberculeuse monoganglionnaire** de l'angle du maxillaire inférieur. Amygdalites fréquentes.

Monoganglionnaire au début, l'adénite peut devenir **polyganglionnaire.** Il y a alors sous l'angle de la mâchoire un véritable chapelet tuberculeux. Des fistules peuvent survenir (*écrouelles*).

Adénite généralisée. — *Rare.* La tuberculose atteint les régions riches en ganglions lymphatiques (aisselles, creux poplité, etc.).

TRAITEMENT. — Il consiste dans l'ablation des ganglions atteints, ou dans leur curetage.

Injections modificatrices.

Méthode sclérogène.

Traitement général de la tuberculose. Suralimentation. Cures d'air.

ADÉNOIDES (VÉGÉTATIONS, TUMEURS). — Hypertrophie des follicules clos de la cavité naso-pharyngienne; petites excroissances molles, pédiculées. — Affecte généralement les enfants de 5 à 10 ans.

Symptômes. — 1º **Période de début.** — Coryza. Suintement muqueux des fosses nasales. L'enfant dort la bouche ouverte.

2º **Période d'état.** — L'enfant ronfle, l'inspiration par le nez est presque impossible, la bouche est constamment ouverte, la salive coule, l'enfant a l'air idiot. Voix et prononciation modifiées. Surdité. Le toucher digital perçoit, derrière le voile du palais immobile, des petites grosseurs, qui sont séparées par des sillons et qui suivent le mouvement ascensionnel du pharynx.

Cette période dure de 2 à 5 ans.

3º **Période des déformations.** — Arrêt de développement dans tout le massif facial supérieur. Par suite du développement normal de l'œil, il y a exophtalmie, le développement de la cavité orbitaire étant arrêté. De même, il y a prognathisme du maxillaire inférieur par rapport au maxillaire supérieur. La respiration étant insuffisante, le poumon se développe insuffisamment; thorax petit, déformé.

Traitement. — Ablation des tumeurs. Intervenir de bonne heure avant la période des déformations.

ADÉNOMES. — Tumeurs formées par les éléments glandulaires qui prolifèrent, mais en conservant leur disposition normale. (Voy. *Voûte palatine* et *Voile du palais.*)

ADÉNOPATHIE. — Hypertrophie des ganglions lymphatiques.

Adénopathie sous-maxilliare. (Voy. *Adénite.*)

ADÉNO-PHLEGMON. — Suppuration d'un ganglion lymphatique.

Adéno-phlegmon sous-maxillaire. — Etio-

LOGIE. — Lésion du front, des paupières, des narines, des joues et surtout de la cavité buccale.

SYMPTÔMES. — Douleur de la région, gêne, apparition d'une ou de plusieurs « glandes ». Puis le gonflement augmente, la déglutition est douloureuse. Fièvre, inappétence, langue pâteuse.

A l'examen, on doit rechercher la fluctuation, difficile à sentir à cause de l'épaisseur des tissus enflammés et surtout de l'absence du plan résistant (introduire un doigt entre la langue et la gencive pour créer un plan fixe).

DIAGNOSTIC DIFFÉRENTIEL. — Important à faire avec la périostite du maxillaire inférieur. Dans l'adénophlegmon, le point saillant est sous le maxillaire ; dans la périostite, il siège au niveau de l'os.

TRAITEMENT. — Ces abcès, laissés à eux-mêmes, s'ouvrent spontanément, mais les complications peuvent survenir (phlegmons diffus, ulcération des artères). Il faut donc, dès que la fluctuation est bien localisée, donner issue au pus.

Incision parallèle au maxillaire, au point le plus saillant. Puis continuer avec la sonde cannelée, à cause de l'artère faciale (généralement repoussée en arrière et en dedans).

AGENTS PATHOGÈNES. — Ceux qui provoquent la maladie.

Agents animés. — 1º *Parasites :* animaux, végétaux ;

2º *Agents infectieux.* — α)Bactéries spécifiques, non spécifiques ; — β) Champignons ; — γ) Levures ; — δ) Microbes ;

Agents chimiques. — Caustiques, toxiques (intoxication alimentaire, intoxication professionnelle), venins.

Agents mécaniques. — Piqûres, coupures, armes à feu, contusions, commotions, compressions, arrachements.

Agents physiques.— Brûlures, gelures,décharges électriques.

AIR CHAUD. — Employé pour sécher les cavités ; déshydratant :

1º Le meilleur anesthésique de la dentine;

2º Pour qu'un médicament ait son effet maximum, il est indispensable que la cavité soit séchée à l'air chaud.

ALCOOL. C^2H^6O. — Antiseptique, hémostatique.

Employé pour le flambage des instruments, le séchage et la stérilisation des cavités du 4e degré.

ALVÉOLES. (*Alveolus*, petite auge). — Cavités dans lesquelles sont implantées les dents et dont l'existence est intimement liée à celle des dents.

L'alvéole est en effet constituée par un apport osseux autour de la racine de la jeune dent qu'elle moule exactement et, lorsque la dent est enlevée, l'alvéole, n'ayant plus de raison d'être, se résorbe, disparaît.

Ceci est un fait normal. De même, lorsque,par suite de l'âge, la chute des dents survient, les alvéoles se résorbent. Mais, en dehors de ces faits naturels, il existe une **résorption pathologique du bord alvéolaire,** que l'on peut observer chez des sujets jeunes.

Cette affection lente, progressive, commence par l'ébranlement des dents,suivi de leur chute, mais ne s'arrête pas alors, gagne les maxillaires et la voûte palatine et les perfore (*mal perforant buccal* de Fournier).

Ces perforations commencent par une fistule, puis s'agrandissent. Elles se trouvent non pas sur la ligne médiane de la voûte palatine, mais à la place du bord alvéolaire disparu.

Dans certains cas, il y a communication entre la bouche et les fosses nasales (Duplay).

Cet affection,dont la cause anatomique est due à une sclérose de la protubérance frappant le trijumeau, doit être considérée comme un accident de l'ataxie locomotrice.

AMYGDALES.

Amygdales palatines. — Logées entre les piliers antérieurs et postérieurs du voile.

Forme : amande.

Couleur : rosées.

Structure: épithélium pavimenteux, stratifié.

Papilles.

Cryptes.— Elles contiennent un magma, formé de cellules épithéliales détachées de la muqueuse, de cellules lymphatiques et de microbes pyogènes.

Glandes en grappe.

Amygdales pharyngées. — Paroi postérieure du pharynx, entre les deux fossettes de Rosenmuller.

Amygdales linguales. — Quart postérieur du dos de la langue, des papilles caliciformes à l'épiglotte.

Source de cellules chargées de détruire les germes pathogènes. Rôle épurateur. — Elabore peut-être des leucocytes.

Inflammation des amygdales. (Voy. *Amygdalites.*)

Chancre des amygdales. (Voy. *Syphilis.*)

AMYGDALITES. — Inflammations des amygdales.

Amygdalite chronique lacunaire caséeuse. —
— Inflammation des cryptes amygdaliennes par des dépôts caséeux jaunâtres, formés d'accumulations épithéliales et de microorganismes.

Etiologie. — Les sujets ayant eu des angines.

Symptômes. — Expulsion des bouchons caséeux après une période de toux, d'agacement local, de picotements.

Cette sensation d'inflammation existe presque constamment. Cependant, à des intermittences variables, les douleurs se précisent, augmentent et tout rentre dans l'ordre après l'expulsion des bouchons caséeux.

Traitement. — *Discision :* c'est une opération qui

consiste à déchirer les lacunes amygdaliennes à l'aide d'un crochet mousse.

Amygdalite phlegmoneuse. — Suppuration de l'amygdale.

Symptômes. — Douleurs pulsatives, œdème considérable des piliers, de la luette. Engorgement ganglionnaire. Déglutition et mouvements masticatoires douloureux. Fièvre, angoisse, étouffements.

Le phlegmon est généralement unilatéral. L'ouverture se fait généralement par la bouche.

Complications. — Possibles : adéno-phlegmon du cou ; ulcération de la carotide interne.

Traitement. — Au début, révulsifs, puis émollients.

Gargarismes émollients.

℞ Racine de guimauve	10 gr.
Tête de pavot concassée	N° 1
Eau	5oo gr.

Faire bouillir et ajouter :

| Sirop de miel | 5o gr. |

| ℞ Graine de lin | 10 gr. |
| Eau bouillante | 5oo — |

Faire infuser et ajouter :

| Sirop diacode | 5o gr. |

Collutoire.

| ℞ Menthol | 1 gr. |
| Huile d'olives | 20 — |

F. s. a.

℞ Chlorate de potasse	10 gr.
Eau	200 —
Sirop de mûres	5o —

Contre là difficulté de la déglutition.

| ℞ Chlorhydrate de cocaïne | 1 gr. |
| Glycérine | 30 — |

En badigeonnages.

Donner issue au pus ; avec le bistouri entouré d'ouate jusqu'à un centimètre de la pointe, inciser le point fluctuant, en évitant soigneusement la carotide interne.

Hypertrophie des amygdales. — Fréquente chez les enfants adénoïdiens.

Les follicules lymphatiques sont hypertrophiés, la muqueuse est atrophiée, lisse, polie, les vaisseaux sont sclérosés.

Affection plus gênante que douloureuse, l'isthme du gosier étant considérablement diminué. Une angine aiguë peut amener l'oblitération presque absolue et la suffocation.

Traitement. — Excision de l'amygdale avec le bistouri et la pince de Museux ou bien avec l'amygdalotome. Fragmentation de l'amygdale.

AMYLE (Nitrite d'). $C^5H^{11} AzO^2$. — Vaso-dilatateur. Contre les syncopes.

Dose. — IV à XII gouttes, en inhalations.

ANALGÉSIE (ά, privatif; αλγός, douleur). — Perte de la seule sensibilité à la douleur, toutes les autres facultés vitales restant intactes (Dastre).

L'anesthésie locale par le froid n'est pas une anesthésie. C'est une analgésie.

ANÉMIE (ά, privatif; αἶμα, sang). — Diminution de la quantité de sang (hémorragie). Par extension, diminution des globules rouges.

L'anémie se traduit, dans la bouche, par la pâleur des gencives, *anémie gingivale*.

ANESTHÉSIE (ά, privatif; αἴσθησις, sensibilité). — Abolition de la sensibilité générale.

La découverte de l'anesthésie est due à Horace Wells, dentiste à Hartford (Etats-Unis).

Anesthésie locale. — Cocaïne, gaïacol, nirvanine, eucaïne, orthoforme, eau stérilisée, électricité, cataphorèse, lumière chimique. (V. ces mots.)

Chlorure d'éthyle, chlorure de méthyle, coryl, anesthyle. (Voy. *Froid.*)

Anesthésie générale. — Chloroforme, éther, bromure d'éthyle, protoxyde d'azote, chlorure d'éthyle. (Voy. ces mots.)

Anesthésies mixtes : somnoforme. (Voy. plus loin.)

Sensations auditives musicales. (Voy. plus loin.)

La loi de 1892 donne au chirurgien dentiste le droit de faire l'anesthésie générale, sans l'assistance d'un docteur en médecine. Le législateur estime qu'étant donnés les études de médecine générale auquel le chirurgien dentiste a été astreint et les examens qu'il a subis, il est capable de juger des contre-indications de l'anesthésie, d'anesthésier et de parer aux accidents qui peuvent se produire. Néanmoins nous estimons que tout praticien sérieux, connaissant la question fort compliquée des anesthésiques, conscient de sa responsabilité, doit être extrêmement prudent en matière d'anesthésie générale.

A notre sens, en chirurgie dentaire, l'indication des anesthésiques généraux est fort limitée. En effet, toute anesthésie, quelle qu'elle soit, quelles que soient les précautions prises, comporte des risques certains (syncope laryngo-réflexe, syncope bulbaire) et aussi une part d'imprévu.

En chirurgie générale, les dangers sont plus que compensés par le bénéfice considérable que l'on en retire, mais, en chirurgie dentaire, sauf le cas d'extractions multiples et laborieuses, il n'en est pas de même ; d'autant plus que les sujets qui demandent l'anesthésie générale pour une simple extraction sont, la plupart du temps, des nerveux pour lesquels la contre-indication existe.

Quoi qu'il en soit, si l'anesthésie générale a été décidée en principe, il y a certaines précautions à prendre.

Précautions. — 1º *Il faut s'assurer qu'il n'y a pas de contre-indications.*

Insuffisance aortique, dégénérescence graisseuse du cœur. Artério-scléreux , nerveux, alcooliques, peureux, bègues (Lacassagne). Pour les contre-indications particulières à chaque anesthésique (voy. le mot).

2º *Il ne faut jamais opérer seul*, pour deux raisons :

a) La marche de l'anesthésie exigeant une attention minutieuse de tous les instants, on ne peut pas en même temps anesthésier et opérer, surtout si l'opération est laborieuse et exige un supplément d'anesthésie ; encore plus s'il y a des accidents ;

b) Parce que, chez certaines femmes, l'anesthésie prend un caractère voluptueux si caractérisé qu'elles vont souvent déposer une plainte contre le chirurgien dentiste.

Il est facile de calculer les résultats d'une pareille plainte au point de vue social et au point de vue de la clientèle. On ne doit donc jamais faire l'anesthésie générale, quelle qu'elle soit, sans l'assistance d'un confrère ; mais, dans la majorité des cas, il faut demander le médecin de la famille ;

3º *Il faut toujours avoir sous la main tout ce qui est nécessaire pour parer aux accidents :* ouvre-bouche, pince à langue, nitrite d'amyle, éther, caféine.

Ces précautions sont également indiquées pour l'anesthésie à la cocaïne.

Le chirurgien doit, en toutes circonstances, garder une présence d'esprit absolue.

Il y a une précaution spéciale qu'il faut observer avant toute anesthésie, qui consiste à placer entre les arcades dentaires du sujet deux coins de caoutchouc ou de bouchon. Une grosse ficelle, pendant à l'extérieur de la bouche, permet de les retirer.

Accidents de l'anesthésie. — Accidents non mortels.

Phénomènes d'excitation. — Vomissements.

Accidents pouvant amener la mort. — *Choc traumatique.*

Syncope laryngo-réflexe, due à l'excitation produite sur le larynx et la trachée.

Syncope bulbaire, arrêt du cœur, puis de la respiration.

Syncope toxique, due à l'imprégnation de l'organisme par l'anesthésique; elle n'est pas à craindre en chirurgie dentaire.

Quels sont les signes d'accidents imminents?

1º Dilatation brusque de la pupille. Arrêt du réflexe oculo-palpébral ;

2º Arrêt de l'inspiration, dont on s'aperçoit par la cessation des mouvements du thorax.

Traitement des accidents. — 1º Suspendre immédiatement l'anesthésie. Étendre le sujet. Ouvrir la bouche, pincer la langue, débarrasser la gorge des mucosités ;

2º Tractions rythmées de la langue réitérées, persistantes. Respiration artificielle ;

3º Placer sous le nez du sujet une compresse, sur laquelle on aura mis 4 à 8 gouttes de nitrite d'amyle.

4º Injections sous-cutanées de caféine, d'éther ;

5º Projeter de l'eau très chaude sur le creux de l'estomac.

Méthodes mixtes d'anesthésie. — Elles consistent à employer simultanément plusieurs anesthésiques, de façon à corriger les inconvénients particuliers à chacun d'eux et à prévenir les accidents, en atténuant la sensibilité des muqueuses du larynx et du pharynx (syncope laryngo-réflexe), l'excitabilité nerveuse centrale et les réflexes bulbo-médullaires.

Nous énumérerons rapidement, dans ces diverses méthodes, celles qu'on peut appliquer en chirurgie dentaire.

Bromure d'éthyle et chloroforme. — Cette méthode, que nous avons vu appliquer dans le service du

Dr Richelot, a pour but d'utiliser les grands avantages du chloroforme sans avoir à craindre les accidents primitifs auxquels il expose On lui substitue, en effet, au début, le bromure d'éthyle, qui n'expose pas à la syncope laryngo-réflexe.

Chloroforme et Protoxyde d'azote. — Soit en administrant successivement les deux anesthésiques, soit en se servant de la méthode de MM. Ducournau et Darin, qui consiste à ajuster sur le masque de protoxyde un flacon renversé qui laisse tomber le chloroforme goutte à goutte dans le masque.

Le malade respire d'abord le chloroforme, puis on fait arriver ensuite le protoxyde d'azote.

Somnoforme. — Mélange de chlorure d'éthyle, bromure d'éthyle et chloroforme.

D'après Rolland (de Bordeaux), qui a composé ce mélange anesthésique, les accidents ne sont pour ainsi dire pas à craindre, en raison de la volatilité du somnoforme.

L'anesthésique ne fait qu'effleurer le globule sanguin et s'élimine par les poumons aussitôt qu'on cesse l'administration.

Le somnoforme peut s'appliquer dans un masque ; mais il est préférable de faire, avec une serviette doublée d'un papier, une sorte de cornet, de chapeau de gendarme. On met au fond du cornet une boulette d'ouate sur laquelle on projette un peu de somnoforme qui est enfermé dans un récipient à clapet, comme celui du chlorure d'éthyle. On applique le cornet sur la figure du patient, en ayant soin qu'il n'y ait aucune fissure qui puisse laisser échapper le gaz. L'anesthésie est obtenue sûrement en 40 secondes.

AVANTAGES. — Pas d'excitation.

INCONVÉNIENTS. — Augmentation de la tension artérielle.

CONTRE-INDICATIONS. — Malades atteints de dégénérescence artérielle, de bronchite congestive, de tuberculose.

Sensations auditives musicales en anesthésie.
—A propos de l'anesthésie par le protoxyde d'azote, un chirurgien dentiste, M. Drosner, ayant remarqué que les manifestations d'irritation du sujet étaient sous la dépendance directe des sensations auditives qu'il éprouvait au moment où on l'endormait, a eu l'idée ingénieuse de donner à cette sensation auditive du début un point de départ agréable. Pour arriver à ce résultat, il se sert du phonographe, dont les sons musicaux sont amenés par un conducteur téléphonique dans les oreilles du sujet.

Il faut, en effet, comme l'a fait remarquer Laborde, que la sensation musicale provienne et procède de l'application la plus directe, la plus immédiate possible de l'instrument qui produit la musique. On obtient alors le maximum d'influence psycho-physiologique exercée sur les centres perceptifs des sensations auditives, lesquelles ont pour effet de modifier dans un sens agréable l'action psychique de l'anesthésique et de provoquer le rêve musical, au lieu du rêve terrifiant.

ANGINE (*angere*, suffoquer). — Désignait primitivement toutes les affections gênant la respiration.

Aujourd'hui, désigne exclusivement l'inflammation de l'arrière-gorge, piliers, amygdales, pharynx. (Voy. *Amygdalites.*)

ANGINE DE LUDWIG.—Voy. *Plancher de la bouche* (*phlegmon diffus*).

ANGIOMES (ὀγγείον, vaisseau). — Tumeur formée par le développement anormal des vaisseaux sanguins ou lymphatiques. (Voy. *Gencives et bord alvéolaire, Joues, Langue, Lèvres, Plancher de la bouche. Voûte palatine et Voile du palais.*)

ANKYLOGLOSSE. — Adhérence plus ou moins complète de la langue avec une partie voisine. Congénitale ou acquise. (Voy. *Langue,* [*Vices de conformation*].)

ANKYLOSE (ἀγκύλη, objet courbe). — Suppression des mouvements d'une articulation par suite de la soudure anormale des surfaces articulaires.

Ankylose de l'articulation temporo-maxillaire. — Elle peut terminer l'arthrite temporo-maxillaire. (Voy. *Arthrite*.)

Mikailoff cite un cas d'ankylose temporo-maxillaire ayant débuté par une contracture successive des deux articulations au cours d'une otite moyenne suivie d'abcès péri-auriculaire.

ANOMALIES DENTAIRES. — **Odontômes.**

Kystes folliculaires. (Voy. *Dent* [*Tumeurs*].)

Erosions. (Voy. ce mot.)

Anomalies de forme partielles ou totales. (Voy. *Géantisme, Nanisme.*)

Anomalies de direction. — Antéversion, rétroversion, latéroversion, rotation sur l'axe. (Voy. ces mots.)

Anomalies radiculaires. — Canines à 2 racines, grosses molaires supérieures à 2 racines, etc.

ANTÉVERSION. — Anomalie de direction des dents, caractérisée par leur projection en avant.

Incisives supérieures.

ANTIPYRINE ou diméthyloxyquinizine. So^4 H AzO^3H, HCl. — Cristaux blancs, solubles dans l'eau.

Analgésique et antithermique. — Action sur la circulation périphérique.

Eviter de l'associer au chloral, au salycilate de soude, au naphtol.

Dose. — o gr. 5o ; maxima, 5 gr.

Hémostatique. — En poudre, après les extractions. Vaso-constricteur.

Analgésique. — Névralgies, rhumatisme de l'articulation temporo-maxillaire.

Antidote. — Alcool camphré sur du sucre, injections d'éther, d'atropine. Stimulant.

ANTISEPSIE (ἀντί, contre ; σήψις, putréfaction.) — Ensemble des moyens employés pour détruire les agents infectieux.

L'antisepsie doit être la base la plus importante de la chirurgie dentaire, afin d'éviter la contamination réciproque.

Antisepsie opératoire. — Les *instruments* peuvent être bouillis, passés à l'autoclave ou à l'étuve.

Ils doivent, en outre, être flambés aussitôt avant l'usage. On doit surtout s'attacher à la stérilisation *absolue* des instruments suivants : aiguilles, instruments à nettoyer, daviers, bistouris, sondes à canaux, miroir à bouche, sonde, verres, porte-empreintes, digue.

Il faut changer chaque fois la serviette de la têtière du fauteuil. A cet égard, les serviettes en papier japonais sont pratiques.

L'*opérateur* doit se laver les mains au savon et à la brosse. Les ongles, surtout, doivent être nettoyés, et il est bon de les porter courts.

Une précaution essentielle consiste à recouvrir de collodion les moindres écorchures des mains, qui, le cas échéant, peuvent servir de porte d'entrée à la syphilis par exemple.

De même qu'en chirurgie générale on fait l'antisepsie du *champ opératoire*, de même la bouche doit être, avant toute intervention, au moins lavée à plusieurs reprises avec un liquide antiseptique, et les espaces interdentaires irrigués à l'aide de la seringue.

Au point de vue général, l'antisepsie est donc la règle fondamentale du chirurgien-dentiste. Cela est vrai jusque dans les moindres détails. Une sonde à canal mal stérilisée peut infecter, par exemple, un 3e degré. De même, bien des récidives de 4e sont dues à une antisepsie relative.

Antisepsie buccale. (Voy. *Antiseptiques, Dentifrices, Hygiène buccale.*)

Pendant les maladies infectieuses, l'antisepsie buccale est de la plus haute importance. Elle consiste en lavages de la bouche avec de l'eau de Vichy, en grattages de la langue. Nous avons obtenu les meilleurs résultats de la préparation suivante pour les gingivites des tuberculeux avancés:

℞ Chlorate de potasse.................... o gr. 75
    Acide borique........................ 1   —
    Glycérine........................... 10   —
    Jus de citron........................ 15   —

En application sur les gencives 2 fois par jour.

ANTISEPTIQUES de la bouche.

Acide borique............	30 gr.	pour 1 litre d'eau.
Acide phénique............	5 à 10 gr.	—
Sublimé................	25 centigr.	—
Permanganate de potasse.	1 gramme	—
Chlorate de potasse......	50 o/o	
Borate de soude..........	30 gr.	—
Permanganate de chaux..	10 gr.	—
Eau phénosalylée........	5 à 6 gout.	dans 1 verre d'eau.
Chloral................	10 gr.	pour 1 litre d'eau.
Naphtol α..............	25 centigr.	—
Thymol................	50 centigr.	—
Acide salicylique........	1 à 2 gr.	
Salicylate de soude......	20 gr.	—
Chlorure de zinc........	10 —	—
Résorcine..............	2 o/o, 3 o/o	
Eau oxygénée..........	50 o/o, 35 o/o	

APHTES. — Eruption localisée à la muqueuse buccale, frein et bords de la langue, face interne des lèvres. Petites vésicules blanchâtres, qui se rompent et constituent une ulcération à fond grisâtre, dont les bords sont à pic. Ces ulcérations sont entourées d'un cercle rougeâtre. (Voy. *Fièvre aphteuse.*)

ARISTOL ou IODOTHYMOL. — Succédané de l'iodoforme, employé dans le traitement des caries du 4ᵉ degré.

ARTHRITE (ἄρθρον, articulation). — Maladie inflammatoire d'une articulation.

Arthrite alvéolo-dentaire. (Voy. *Périodontite.*)
Arthrite temporo-maxillaire.

1º **Arthrites infectieuses**. — Rares.

a) **Arthrite simple**. — On cite quelques cas d'arthrites temporo-maxillaire, rhumatismale, blennorragique, ou consécutive à la fièvre typhoïde, la rougeole, la scarlatine, la fièvre puerpérale. L'arthrite temporo-maxillaire peut succéder à une inflammation de voisinage ; elle peut survenir à la suite d'une plaie, d'une contusion, d'un traumatisme.

SYMPTÔMES. — Douleur localisée en avant du tragus. Cette douleur est augmentée par les moindres mouvements de l'articulation. La mastication devient presque impossible. Les douleurs s'irradient. Gonflement, déviation légère des maxillaires.

PRONOSTIC. — Réservé ; la maladie peut se terminer par l'ankylose de l'articulation.

TRAITEMENT. — Emploi de révulsifs, vésicatoires, pointes de feu, teinture d'iode.

b) **Arthrite suppurée**. — Le pus peut se faire jour par la peau ou par le conduit auditif.

PRONOSTIC. — Réservé, car la maladie peut se terminer par l'ankylose de l'articulation.

TRAITEMENT. — La première indication thérapeutique consiste à donner issue au pus et à faire la désinfection du foyer purulent.

Arthrite sèche temporo-maxillaire ou arthrite déformante. — ÉTIOLOGIE. — On n'est pas très bien fixé sur la nature de l'arthrite sèche, dont l'étiologie est encore discutée. Trois théories sont en présence : diathèse rhumatismale, maladie par ralentissement de la nutrition, trouble trophique.

SYMPTÔMES. — Quoi qu'il en soit, l'arthrite sèche est tantôt localisée à l'articulation temporo-maxillaire, tantôt, et plus souvent, celle-ci est prise en même temps que les vertèbres du cou.

Le fibro-cartilage interarticulaire disparaît, le condyle

s'atrophie ou s'hypertrophie, la cavité glénoïde s'agrandit, devient irrégulière. Autour de l'ostéïte, on trouve
des productions osseuses et même des corps étrangers.

Marche. — Elle est différente suivant que plusieurs
articulations sont prises, ou seulement l'articulation
temporo-maxillaire.

Dans le premier cas, il y a de la fièvre. Il y a des
poussées successives, pendant lesquelles la douleur
empêche tout mouvement de l'articulation.

Lorsque l'arthrite est localisée, il n'y a pas de fièvre,
et on perçoit une crépitation légère provoquée par les
mouvements.

Traitement. — Il est à peu près impuissant.

ARTHRITISME (ἄρθρον, articulation). — Diathèse résultant d'une altération des cellules nerveuses et rendant
les arthritiques susceptibles d'avoir, pendant le cours
de leur existence, une maladie par ralentissement de
la nutrition : diabète, goutte, obésité, lithiases.

Les manifestations dentaires de l'arthritisme sont
la *périodontite expulsive* et les *érosions*. (Voyez ces
mots.)

ARTICULATION TEMPORO-MAXILLAIRE. (Voy.
Arthrite.)

ASEPSIE (ά, priv.; σῆψις, putréfaction). — Etat caractérisé par l'absence de germes microbiens.

L'asepsie rigoureuse de la bouche est impossible à
réaliser.

ASIALISME. — Abolition de la sécrétion salivaire.

On a observé de l'asialisme plus ou moins prolongé
par suite de l'usage de l'atropine.

ASYMÉTRIE. — Anomalie des maxillaires, constituée
par le manque de symétrie du côté droit et du côté
gauche.

ATAXIE (ά, priv.; τάξις, ordre = désordre). — **Ataxie
Locomotrice**, ou **Tabes dorsalis**. — Sclérose des

cordons postérieurs de la moelle, incoordination motrice des membres inférieurs.

Au début de l'ataxie, on observe quelquefois de la résorption du bord alvéolaire. (Voy. *Alvéole.*)

ATRÉSIE. — Anomalie constituée par le rétrécissement des maxillaires.

Le *palais en ogive* est une des conséquences de l'atrésie du maxillaire supérieur. (Voy. *Lèvres* [*Vices de conformation*].)

ATROPHIE FOLLICULAIRE. — Elle peut survenir à toutes les époques de l'évolution dentaire.

ATROPINE. $C^{17}H^{23}AzO^3$. — Alcaloïde de la belladone. On emploie le sulfate ou le valérianate d'atropine.

Agit sur les glandes sécrétoires. Atténuation de la salive.

Dose : cachets d'un demi-milligramme, 3 ou 4 par jour

Stupéfiant (incontinence d'urine), calmant dans les névralgies faciales, associée à l'aconitine (inflammation de *l'enveloppe* du nerf).

Dilate la pupille (ne pas l'employer chez les diabétiques).

Dose : 0,001 pour une dose.

Antidotes. — Injection de morphine, de pilocarpine, 2 centigr. Stimulants.

AVULSION. (Voy. *Extraction.*)

B

BEC-DE-LIÈVRE. — Division congénitale des lèvres, manque de soudure des os intermaxillaires et maxillaires, arrêt du développement de la face.

Bec-de-lièvre de la lèvre supérieure. — Etiologie. — Manque de soudure des maxillaires supérieurs et des os incisifs.

Pour bien comprendre l'étiologie, il faut connaître la pathogénie des becs-de-lièvre.

Pathogénie.— Le développement de la mâchoire supérieure se fait par 3 bourgeons: un médian ou frontal, qui se subdivise en 2 petits bourgeons incisifs, et, de chaque côté de lui, 2 bourgeons latéraux ou maxillaires, qui se subdivisent en supérieur et inférieur. Ces 3 bourgeons sont séparés par une échancrure.

Les bourgeons maxillaires rejoignent les incisifs vers le 35e jour de la vie intra-utérine. Leur soudure constitue la lèvre supérieure. Les bourgeons maxillaires forment les os maxillaires supérieurs; les bourgeons incisifs forment les os incisifs.

On conçoit donc facilement que le manque de soudure plus ou moins prononcé de ces bourgeons donne lieu aux fissures des becs-de-lièvre. Ces fissures elles-mêmes paraissent dues aux brides amniotiques.

En tout cas, il y a un facteur indiscutable, l'hérédité.

Variétés. — L'anomalie peut porter sur les parties molles et sur les os, elle peut être *uni-latérale* ou *bilatérale, simple* ou *compliquée.*

Il y a trois **variétés de siège.** — *Médian,* entre les incisives centrales; *latéral interne,* entre les incisives centrales et les latérales; *latéral externe,* entre les incisives latérales et les canines.

Bec-de-lièvre unilatéral simple. — Il siège le plus souvent à gauche. La lésion varie d'une simple encoche à une fissure qui remonte jusque dans la narine. Les bords sont écartés l'un de l'autre et maintenus par une bride au tissu osseux sous-jacent.

Bec-de-lièvre unilatéral compliqué par le prolongement de la fissure du côté des os. — Il y a des degrés différents :

1º Fente légère de l'arcade alvéolaire ;

2º Division du bord alvéolaire ;

3º Division du bord alvéolaire et d'une partie de la voûte palatine ;

4º Division du bord alvéolaire, de la voûte palatine et des voiles du palais (*gueule de loup*).

Suivant que l'anomalie revêt la variété médiane, latérale externe ou interne, l'aspect diffère. Les dents sont plus ou moins écartées.

Les os intermaxillaires (2 externes, 2 internes) subissent des mouvements de torsion, donnant ainsi aux incisives qu'ils portent une direction vicieuse. Les dents elles-mêmes sont souvent le siège d'anomalies de direction. Il y a quelquefois des dents supplémentaires.

Bec-de-lièvre bilatéral simple. — Il y a sous chaque narine une fissure plus ou moins haute. Ces deux fissures ne sont pas forcément symétriques. Prononcées, elles circonscrivent un lobe labial médian, adhérant au tissu osseux sous-jacent.

Bec-de-lièvre bilatéral compliqué. — Les deux fissures se réunissent généralement au niveau du trou palatin antérieur. Elles s'arrêtent ou bien la fissure unique continue, suivant les cas. Il y a généralement saillie en avant du bourgeon intermaxillaire.

Pronostic. — Sauf l'esthétique, la variété simple n'est pas grave. Il n'en est pas de même pour les variétés compliquées de fissures plus ou moins profondes de la voûte palatine.

L'enfant ne peut pas téter, les mucosités nasales tombent dans la bouche et la gorge. Plus tard, il y a des troubles de la phonation, de la mastication et on peut craindre la pharyngite chronique sèche.

Traitement. — **Bec-de-lièvre simple.** — 1. Avivement des lèvres de la solution de continuité, que l'on réunit ensuite par une suture qui doit comprendre toute l'épaisseur des lèvres jusqu'à la muqueuse, de façon à comprimer les artères coronaires et à empêcher une hémorragie quelquefois mortelle chez les jeunes enfants.

Ce mode opératoire très simple est, en réalité, rarement applicable à cause du développement insuffisant des bords de la fissure.

2. Méthodes à lambeaux.

Procédé Clémot-Malgaigne.— Il consiste à détacher deux lambeaux à base inférieure. On les renverse en bas et on suture. Il y a ainsi sous la lèvre un petit tubercule destiné à compenser la rétraction cicatricielle.

La modification de Nélaton consiste, au lieu de 2 lambeaux, à faire un avivement unique, comprenant tout le pourtour de la solution de continuité, y compris la muqueuse. Cette bandelette de tissu est attirée en bas, elle forme un V, dont les bords sont ensuite suturés. Le tubercule sous-labial ne peut se désunir.

Modification d'Henry (de Nantes). — Elle consiste à tailler les lambeaux en biseau, l'un aux dépens de la face antérieure, l'autre aux dépens de la face postérieure de la lèvre, de sorte que, rapprochés, ils se répondent par de larges surfaces.

Procédé de Mirault (d'Angers). — Il consiste à tailler seulement un lambeau et à l'appliquer par la suture sur l'autre lèvre de la fente préalablement avivée.

Bec-de-lièvre compliqué. — Il existe toujours un relief plus ou moins accusé de l'os intermaxillaire. S'il ne s'oppose pas à la reconstitution de la lèvre, on le laisse ; sinon, on le sectionne ou on le refoule en le fixant par une suture métallique aux deux maxillaires.

On opère ensuite comme pour le bec-de-lièvre simple.

Les pertes de substance de la voûte du palais et du voile sont tributaires de l'uranoplastie et de la staphylorrhaphie (voy. ces mots) et du procédé de Brophy. (Voy. *Voûte palatine et Voile du palais*).

Bec-de-lièvre de la lèvre inférieure. — Il est toujours médian, car le développement du maxillaire inférieur se fait par deux bourgeons qui se rejoignent et se soudent sur la ligne médiane.

La profondeur anormale du sillon médian de la lèvre

inférieure peut être considéré comme le premier degré du bec-de-lièvre.

Il peut s'accompagner également de lésions osseuses. On en a rapporté des observations.

Toutefois, le bec-de-lièvre de la lèvre inférieure est une affection très rare.

BENJOIN (teinture de). — Une partie de benjoin pour 5 parties d'alcool.

S'emploie comme antiseptique pour les caries du 2ᵉ degré et comme calmant dans le traitement de l'*odontalgie*. (Voy. ce mot.)

BICARBONATE DE SOUDE. — Sel blanc, en prismes rectangulaires, se dissout dans 13 parties d'eau. Alcalin.

BLANCHET ou **MUGUET**. (Voy. *Gingivites*.)

BLENNORRAGIE ou **GONORRHÉE** (βλέννα, mucus; ῥήγνυμι, chasser dehors). — Suppuration spécifique, déterminée par le gonocoque de Neisser (1879), atteignant les muqueuses de l'urètre ou du vagin, exceptionnellement la bouche, où sa localisation constitue la *stomatite blennorragique*.

Complication. — Arthrites *blennorragiques*.

On a observé quelques cas d'*arthrites temporomaxillaires*.

BORATE DE SOUDE ou **BORAX.** Bo^4O^7, Na^2. — Alcalin antiseptique.

Employé en pathologie buccale (gingivites, muguet) et dans les poudres dentifrices.

Doses : à l'intérieur, o gr. 50 centigr. à 4 gr. A l'extérieur, de 2 à 8 gr. p. 100 en solution.

BORD ALVÉOLAIRE. (Voy. *Gencives, Nécrose*.)

BRIDOUX. (Voy. *Gingivite, Stomatites*.)

BROMURE D'ÉTHYLE. C^4H^5Br. — Découvert en 1828 par Serullaz.

Mode d'administration. — Compresse ou masque.

Avantages. — N'expose pas à la syncope laryngo-réflexe.

Ne produit pas de cyanose, ni d'agitation ; n'est pas inflammable ; le malade se réveille très vite.

Contre-indications. — Vaso-dilatateur.

Contre-indications générales. (Voy. *Chloroforme, Ether.*)

On emploie le bromure d'éthyle combiné avec le chloroforme. (Voy. *Anesthésies mixtes.*)

BROSSE A DENTS. (Voy. *Hygiène buccale.*)

BRULURE. — Lésion produite par le calorique.

6 degrés d'intensité progressive dont les suivants peuvent se rencontrer dans la bouche :

1 Rougeur, tuméfaction ;

2 Phlyctènes ;

4 Escarre ;

6 Perte complète du membre.

Les brûlures d'origine thérapeutique sont causées soit par les caustiques (acide phénique), soit par la poire à air chaud, soit par le thermo-cautère à la suite d'un faux mouvement.

Ces brûlures sont généralement bénignes.

C

CAFÉINE. — Principe actif du café.

S'emploie en injections hypodermiques, associée au benzoate de soude, dans les cas de syncope.

℞ Caféine.............................. 2 gr. 50
   Benzoate de soude.................... 3 —
   Eau distillée.............. Q. S. pour 10 cc.
F.S.A.

Une seringue de Pravaz de cette solution contient 25 centigrammes de caféine.

CALCULS. — Concrétions pierreuses, d'origine pathologique. (*Lithiase biliaire, rénale.*)

Calculs salivaires. — Ils existent surtout dans la glande sous-maxillaire (canal de Wharton). Ils pèsent habituellement 3 grammes. La concrétion (phosphate et carbonate de chaux, mucine) se dépose quelquefois autour d'un noyau formé par un corps étranger (poil de brosse à dents, parcelle de tartre), mais le plus souvent le calcul est une pierre.

Étiologie. — Sexe masculin ; adultes. Manque d'hygiène buccale.

Symptômes. — Longue période indolente, puis apparition des *coliques salivaires*, caractérisées par de vives douleurs de la langue et du plancher de la bouche et le gonflement de la région. Expulsion d'un jet de salive, les douleurs cessent. Les coliques peuvent revenir à intervalles variables. D'autres fois, l'inflammation se fait lentement, progressivement.

Diagnostic. — Avec fluxion dentaire, adéno-phlegmon, adénite.

Palpation de la tumeur et surtout cathétérisme du canal.

Examen radiographique.

Traitement. — Extraction du calcul, soit directement, soit en incitant la muqueuse et la paroi du canal.

CANCER. — Toute masse constituée par un tissu de nouvelle formation, ayant de la tendance à persister et à s'accroître. (Voy. *Phagédénisme.*)

Cancer de la langue, des lèvres, etc. (Voy. ces mots.)

CANCROIDE. (Cancer ; εἶδος, ressemblance). — Epithélioma pavimenteux.

Ex : cancroïde des lèvres, de la peau.

CARIE DENTAIRE. — Altération spéciale des tissus durs de la dent, caractérisée par sa nature infectieuse, sa progression de la périphérie vers le centre et aboutissant à sa désintégration plus ou moins complète (Frey).

Étiologie. — *Causes prédisposantes générales.* — Hérédité (race ou famille).

Etat général. — Affaibli par la croissance, le rachitisme, la syphilis héréditaire, les accidents intra-utérins, l'alimentation défectueuse, les grossesses répétées.

Causes locales. — Sillons. Erosions, espaces interlobulaires de Czermak. Résorption alvéolaire. Changements brusques et répétés de température. Glaces.

Chimisme salivaire. — Provoquant la production des plaques gélatineuses, à l'abri desquelles les microbes de la carie se développent.

Hypoacidité de la salive (Michaëls).

Causes occasionnelles. — Celles qui ouvrent une porte d'entrée aux microbes.

Ce sont les *traumatismes*, l'usure produite par les crochets d'appareils, les diverses *stomatites* qui déchaussent les dents dont le collet se trouve exposé aux *acides buccaux* (fermentation acétique, lactique, butyrique) et aux *agents chimiques*.

1º Ceux qui altèrent l'ensemble des tissus dentaires : les acides lactique, butyrique, malique, citrique, carbonique, les sucres, l'albumine ;

2º Ceux qui attaquent uniquement l'émail : l'alun, l'acide oxalique et les oxalates acides ;

3º Ceux qui attaquent l'ivoire et le cément : l'acide acétique, tartrique et les tartrates acides, le tanin (Frey).

Causes efficientes. — *Microbes de la bouche.* — Il n'y a pas de microbe spécifique de la carie dentaire (Choquet). Néanmoins, le *leptothrix racemosa* paraît être l'agent destructeur de l'émail. Mais à partir de cet instant, il laisse la place aux nombreux micro-organismes de la bouche ou bien se transforme pour se joindre à eux.

Ces microbes attaquent alors la dentine et leur nombre et leur volume diminuent à mesure que la carie s'avance de la périphérie vers le centre.

L'origine microbienne de la carie est actuellement prouvée. Choquet a réussi a reproduire expérimentalement la carie sur une dent de mouton.

Quant aux principaux microbes de la bouche que l'on rencontre le plus dans la carie, ce sont les microbes de Galippe et Vignal (5), ceux de Miller (8), Arkövy (10), Black (16), Choquet (5), Goadby (3).

FRÉQUENCE. — D'après le tableau de Paul Dubois, la carie est plus fréquente au maxillaire supérieur qu'à l'inférieur (2594-2365), à gauche qu'à droite (2501-2458).

Les dents les plus fréquemment atteintes sont : la 1re grosse molaire inférieure, la supérieure, la 2e grosse molaire inférieure, la 1re petite molaire supérieure, la dent de sagesse inférieure, la 2e grosse molaire supérieure, la dent de sagesse supérieure, la 2e prémolaire supérieure, la 1re prémolaire inférieure, la 2e prémolaire inférieure, la canine supérieure, l'incisive latérale supérieure, l'incisive, centrale supérieure, la canine inférieure, l'incisive latérale inférieure, l'incisive centrale inférieure.

Pour *les dents de lait*, le tableau de Legret donne comme fréquence : 2e molaire, 1re molaire, canine, incisive latérale, incisive centrale.

VARIÉTÉS. — Carie non pénétrante ;

1er *degré*. — Email seul attaqué.

2e *degré*. — Email et dentine.

Carie pénétrante :

3e *degré*. — La pulpe est attaquée.

4e *degré*. — Mortification de la pulpe et des prolongements radiculaires.

Carie du premier degré. — Elle est caractérisée

par l'altération de l'émail, après disparition de la cuticule de Nasmyth.

En pratique, on ne rencontre presque jamais de carie de l'émail seul. En réalité, il y a presque toujours le 2e degré d'emblée, après craquelure des prismes de l'émail.

TRAITEMENT. — Il consiste à meuler, à égaliser la surface de l'émail.

Carie du deuxième degré. — Elle est caractérisée par l'altération de l'émail et de la dentine.

SYMPTÔMES. — a) *Carie superficielle.* — La dentine commence à être attaquée.

Sensibilité *provoquée* au froid, au chaud, aux acides. Pas de douleur à la percussion.

La sensibilité du deuxième degré est exaspérée, lorsque la carie atteint la *couche anastomotique,* qui est située à la périphérie de la dentine; cette sensibilité est habituelle dans la *carie du collet.*

b) *2e degré avancé.* — La dentine est cariée profondément. Une couche de dentine plus ou moins mince et altérée protège seule la pulpe.

Sensibilité *provoquée* au froid, au chaud, aux acides et même quelquefois à la mastication.

Cette sensibilité *persiste* quelques minutes. L'excision de la dentine peut être douloureuse. (Voy. *Dentine,* [*Hyperesthésie*].)

Carie sèche. — A l'état normal, c'est la pulpe qui secrète la dentine. Lorsque celle-ci est atteinte, ou même dès la carie du 1er degré, la pulpe, irritée par l'intermédiaire des canalicules, réagit. Cette réaction se traduit par un apport de *dentine secondaire,* qui se présente sous la forme d'un cône à base extérieure de coloration noirâtre. C'est une sorte de barricade opposée par la pulpe à l'envahissement microbien : en effet, la carie s'arrête définitivement.

DIAGNOSTIC. — Le 2e degré avancé peut se confondre

avec le 3e, à cause de la grande sensibilité de la pulpe toute voisine.

La crainte habituelle de faire un 3e degré d'un 2e degré avancé est presque toujours la cause des erreurs commises. Si l'on part de ce principe absolu qu'il faut exciser la dentine ramollie, on ne peut pas se tromper. Bien des caries que l'on croit des 2es avancés sont des 3es. Une autre confusion, très lourde quant à ses résultats, est celle du 2e degré avec le 4e. L'excision complète de la dentine ramollie empêchera cette erreur.

TRAITEMENT. — Excision de la dentine ramollie, d'abord avec les rugines en procédant du centre à la périphérie, puis avec la fraise. Il faut mettre la digue et au besoin se servir des anesthésiques de la dentine.

La cavité une fois préparée, il faut en faire l'antisepsie, et obturer ensuite, en plaçant un peu de gutta-percha dans le fond de la cavité, si la pulpe réagit.

Dans bien des cas, l'obturation provisoire à la gutta est indiquée, parce qu'elle favorise la formation de dentine secondaire; elle l'est, en particulier, chez les enfants, lorsqu'on ne peut pas faire de suite une aurification.

Carie pénétrante, carie du troisième degré. — L'émail et la dentine sont détruits, la pulpe est atteinte et plus ou moins vivante.

SYMPTÔMES. — Douleurs *spontanées*, parfois passagères (pulpite subaiguë), parfois lancinantes, paroxystiques (pulpite aiguë [*rage de dents*]). Insomnies, périodontite, névralgies.

Les douleurs peuvent être également provoquées par la pression, la température.

TRAITEMENT. — *Traitement conservateur*. — S'il n'y a pas eu de douleurs spontanées, si l'exposition de la pulpe résulte d'une perforation opératoire, on peut essayer le *coiffage* de la pulpe.

On place la digue, on prépare la cavité soigneusement, avec précautions, on sèche à l'air chaud et on applique sur la partie exposée de la pulpe une pâte de coiffage protégée par une coiffe de platine.

Les diverses pâtes de Lehr, de Weston, de Witzel, de Rosenthal sont généralement à base d'oxyde de zinc ou d'iodoforme. On peut employer le mélange de ces deux médicaments ou bien le collodion iodoformé.

Le coiffage de la pulpe une fois opéré, on obture provisoirement la cavité, en ayant soin de ne pas créer de compression. L'usage des révulsifs est excellent pendant quelques jours. Au bout d'un mois ou deux, on peut procéder à l'obturation définitive.

Traitement destructeur. Dévitalisation.— S'il n'y a pas eu de douleurs spontanées, si la pulpe est trop altérée pour qu'on puisse penser au coiffage, on procède à la dévitalisation de la pulpe.

Dévitalisation immédiate. — Elle consiste à anesthésier la pulpe, soit avec des cristaux de cocaïne ou avec de l'acide phénique et de la cocaïne, soit par la cataphorèse. L'anesthésie une fois obtenue, on sidère la pulpe avec une fraise montée sur le tour. La dévitalisation immédiate a comme avantage sa rapidité d'exécution, elle n'est réellement pratique que pour les dents à une racine, en se servant des fraises à canaux de Beutelrock.

Dévitalisation caustique. — L'agent destructeur le plus employé est l'acide arsénieux seul ou associé à la cocaïne, la morphine, l'ésérine, l'acide phénique.

Quoi qu'il en soit, il y a une précaution primordiale à observer. Si l'acide arsénieux est placé sur une pulpe bien exposée, ayant saigné, la douleur sera insignifiante ou nulle. Si, au contraire, la pulpe n'est presque pas exposée ou ne l'est pas du tout, les douleurs seront très fortes et prolongées.

Le pansement une fois en place, on obture la cavité soit à la gutta, soit mieux avec un coton imprégné de chloro-percha, en évitant la compression qui augmenterait la douleur.

Au bout de 24 heures, on enlève la partie mortifiée, et on refait une seconde application pour dévitaliser les prolongements radiculaires.

On doit ensuite procéder à leur extirpation, qui se fait soit avec des fraises à canaux, soit avec des sondes barbelées, soit mieux avec des équarrissoirs d'horloger garnis d'ouate.

Le traitement est alors celui du 4e degré au point de vue de l'obturation des canaux et de la dent elle-même. Néanmoins, lorsqu'on a observé l'antisepsie au cours des manœuvres opératoires, il suffit, par excès de précaution, d'obturer provisoirement pendant quelques jours. De même, on doit éviter la périodontite, qui, dans la plupart des cas, est due au refoulement des débris radiculaires par une sonde trop volumineuse.

Carie du 4e degré. — La pulpe n'existe plus, les prolongements radiculaires, mortifiés, infectés, plus ou moins désagrégés, sont encore dans les canaux.

La dent est morte, elle est en putréfaction, sa coloration est généralement noirâtre, elle a une odeur caractéristique. Il peut y avoir des complications et des désordres de voisinage : périodontite, abcès, fluxions, trismus, fistules, nécroses, adénite sous-maxillaire. (Voy. ces mots.)

Dans certains cas, surtout lorsque les désordres de voisinage sont caractérisés, l'extraction de la dent s'impose, mais, avec les progrès de la thérapeutique antiseptique, ces cas sont l'exception, et le traitement bien conduit amène la guérison.

Traitement. — 1° La cavité pulpaire n'est pas ouverte.

La pulpe a été sidérée (traumatisme, chute) ou bien il s'agit d'une dent obturée dont la pulpe s'est mortifiée.

Dans ce cas, la première indication consiste à trépaner la dent ou à enlever l'obturation ancienne, de façon à donner immédiatement issue aux gaz.

2° La cavité pulpaire est ouverte.

Le traitement peut alors se résumer en deux mots : nettoyage parfait, antisepsie rigoureuse.

Nettoyage.— Ouvrir largement la chambre pulpaire, de façon à faciliter l'accès des canaux.

Irrigations abondantes. Enlever ensuite les débris radiculaires mortifiés. Mèches à l'eau oxygénée, jusqu'à ce qu'elles sortent propres, sans odeur.

Ce résultat n'est généralement pas atteint en une séance, surtout pour les dents infectées depuis longtemps. Dans ce cas, on peut, dans l'intervalle des séances, obturer la cavité pulpaire avec du coton imprégné de chloro-percha. Dans le cas où l'infection a été considérable, il est même bon de laisser pendant 2 ou 3 jours la dent ouverte, de façon à ménager une issue aux gaz. Pendant les repas, il est indiqué de placer une boulette d'ouate dans la cavité, de façon à éviter l'introduction de particules alimentaires. Cette boulette sera retirée seulement après le nettoyage des dents, qui aura lieu après chaque repas.

Après le nettoyage des canaux, il faut alors en faire l'*antisepsie.*

On a préconisé divers agents : l'eau oxygénée (Touchard), le chloroforme (Bonnard), l'alcool, le permanganate de potasse, le sublimé, l'acide phénique, l'acide thymique, le formyl-géranium.

Quels que soient les agents employés, il est indispensable, surtout ici, d'observer une antisepsie absolue et l'emploi de la digue est de rigueur.

Lorsque les canaux radiculaires sont désinfectés, l'emploi des essences est alors indiqué, à cause de leur propriété volatile (essence de cannelle, de girofle, de géranium).

La dent doit avoir été préalablement séchée à l'air chaud, de façon à faciliter leur pénétration dans les canalicules dentaires. Choquet préconise la stérilisation de la dent par l'alcool à des titres successifs, l'air chaud et un mélange d'alcool, de xylène, essence de géranium et hydronaphtol.

Dans la majorité des cas, il faut, pour que la désinfection s'établisse, laisser à demeure dans les canaux des mèches chargées de médicaments. On obture la dent à la gutta-percha et on laisse les choses en état pendant 8 ou 15 jours, prêt à intervenir au moindre accident. Si, au bout de cette période d'épreuve, la dent n'est pas douloureuse, s'il n'y a pas périodontite, si les mèches n'ont aucune odeur, on peut obturer définitivement la dent. On procède de la façon suivante :

On place dans les canaux un pansement à demeure. On a préconisé le mélange d'oxyde de zinc et d'iodoforme, le charbon pulvérisé, les pâtes au trioxyméthylène. (Voy. *Formol.*) — Les résultats de ces dernières sont généralement excellents, à cause du dégagement constant d'une quantité infime de formol.

Mais il faut alors prolonger un peu la période d'épreuve, à cause des périodontites qui peuvent survenir et qui néanmoins cèdent vite aux révulsifs.

L'obturation se fait alors suivant les règles ordinaires. Un usage recommandable, prudent, consiste, au lieu de remplir toute la cavité pulpaire avec la matière obturatrice, à tapisser le fond avec de la gutta, qui se trouve ensuite protégée par un mur très résistant. Ce procédé permet d'intervenir plus rapidement, moins douloureusement au cas où il y aurait des récidives. Néanmoins, si l'antisepsie a été rigoureuse, les manœuvres opératoires bien comprises, il ne doit pas y avoir de récidive.

CATAPHORÈSE (κατά, φορεῖν, porter en bas). — Moyen thérapeutique caractérisé par la pénétration dans les tissus, l'endosmose, au moyen de l'électricité de certains médicaments, de la cocaïne par exemple.

Elle a été démontrée en 1890 par Foveau de Courmelle.

Elle a été préconisée en art dentaire par Foulon, Grosheintz, Rigolet, Pont, Papot. (*Odontologie*, 3o juillet 1899 et suivants.)

Précautions. — D'une façon générale, il vaut mieux mettre la digue, mais il suffit souvent d'employer du coton ou des papiers absorbants.

Débuter par un courant faible, qu'on augmente progressivement.

Électrode positive. — Appliquée sur la partie malade, mais pas directement, on doit interposer un coton imbibé de la solution anesthésique. L'électrode doit être fermement maintenue en place.

Électrode négative. — Entourée d'une peau de daim imbibée d'eau salée tiède. L'électrode est tenue soit dans la main du patient, soit, préférablement, sur la partie externe du maxillaire (électrodes à plaques combinées).

Nous empruntons à M. Papot les instructions suivantes.

Extractions. — On place une électrode sur la face linguale de la gencive, l'autre sur la face labiale, ces deux électrodes étant reliées au pôle positif, le pôle négatif étant mis en pôle perdu dans la main du patient. Les deux électrodes contiennent ou bien de la cocaïne pure, ou bien la solution de Rigolet.

Chlorhydrate de cocaïne................... o,o3.
Eau distillée............................. VI gouttes.

la solution étant employée tiède. On fait passer le courant pendant 10 minutes et on opère.

Hyperesthésie de la dentine. — Agir prudemment, pour ne pas léser la pulpe. La protéger avec un peu de gutta.

Dans les cas rebelles, avant de faire la cataphorèse toucher la cavité pendant quelques instants avec de l'acide chlorhydrique à 5o p. 100.

Application de l'acide arsénieux. — Faire la cataphorèse avant l'application, jamais après. On a

observé des accidents imputés à la pénétration exagérée
du caustique.

**Destruction de la pulpe et des filets radicu-
laires**. — Pour les molaires supérieures, enlever d'a-
bord la pulpe et le nerf palatin. Faire une deuxième
application de 5 minutes, enlever les 2 autres filets radiculaires.

Quatrième degré. Infections. Fistules. — La
cataphorèse trouve là une application précieuse, puisque le but que l'on poursuit est de faire pénétrer, de
faire monter les diverses substances antiseptiques. Le
Dr Pont recommande la solution iodo-iodurée, qui, sous
l'action du courant, se décompose et dégage de l'iode
à l'état naissant.

Périostite aiguë. — Employer une électrode positive à pince, dont les tampons seront imbibées d'une
des solutions suivantes :

℞ Teinture d'aconit......................... ⎱
    Chloroforme............................ ⎰   ââ

℞ Teinture de racine d'aconit..............   10 gr.
    Chloroforme.. ....   10 —
    Extrait d'aconit........................   1 —

                                (RICHARDSON.)

℞ Teinture d'aconit...................... ⎰
    Teinture d'iode......................... ⎱   ââ
    Chloroforme........................... ⎰

Blanchiment des dents. — Placer dans la dent
un coton imbibé d'une solution de peroxyde d'hydrogène à 20 ou 25 p. 100, après avoir obturé à la gutta le
canal radiculaire. Pôle négatif dans la cavité, sur le
coton. Pôle positif en pôle perdu.

CATAPLASME. — Non seulement en médecine générale; mais aussi en art dentaire, le cataplasme de fa-
rine de lin doit être proscrit, car c'est un véritable nid
à microbes. Dans les cas exceptionnels, il doit être
remplacé par des cataplasmes antiseptiques, des ouata-

plasmes. Quoi qu'il en soit, on doit lutter contre l'usage du cataplasme en cas d'abcès d'origine dentaire, car son emploi ne tend à rien moins qu'à favoriser l'issue du pus à l'extérieur, par la joue. Or, ce serait un résultat déplorable.

On doit employer, au contraire, les émollients, les révulsifs, et même, au besoin, aller au devant du pus avec le thermo-cautère, pour favoriser l'issue par la bouche.

CATARRHE (κατα, en bas ; ρεῖν couler). — Sécrétion, exagérée des muqueuses sous l'influence d'une inflammation.

CATHÉTÉRISME (καθιέναί, plonger). — Introduction d'une sonde dans un conduit naturel ou artificiel.

Cathétérisme de la trompe d'Eustache.

CÉMENT (*cementum,* moellon). — Voy. *Dent.*

CÉPHALALGIE (κεφαλὴ, tête ; ἄλγος, douleur). — Mal de tête.

Si elle est prolongée, c'est la *céphalée.* Ces deux phénomènes sont souvent d'origine dentaire.

CHANCRE. — Ulcération ayant tendance à s'étendre.
Chancre induré. (Voy. *Syphilis.*)
Chancre mou ou **chancrelle.** — Bacille de Ducrey (1889).

CHARBON VÉGÉTAL. — On l'emploie dans les pansements à demeure du 4ᵉ degré, comme absorbant.

Dans les *poudres dentifrices,* son emploi doit être absolument proscrit, car, mêlé au tartre, il s'accumule entre la gencive et la dent, et produit non seulement un liseré fort peu esthétique, mais aussi des gingivites tenaces.

CHEILOPLASTIE. — Opération destinée à restaurer les lèvres, en cas d'atrésie, de rétractions cicatricielles ou de pertes de substance.

Atrésie. — Incision, puis suture de la muqueuse à

la peau. Pour obtenir le bord rouge des lèvres, on excise une petite languette de peau et de couche musculaire, puis on rabat en avant et on suture la petite languette de muqueuse résultant de l'excision précédente.

Brides cicatricielles. — Les lèvres sont déviées ou éversées. La méthode de choix est la *méthode italienne*, qui consiste à aviver d'abord la surface sur laquelle on veut faire la greffe, puis à la recouvrir par un lambeau pris sur le bras. Ce lambeau est encore adhérent au bras, qui est maintenu immobile pendant quelques jours, après lesquels on coupe le pédicule. On modifie postérieurement l'apparence, d'abord grossière, de ces lèvres nouvelles.

Pertes de substance. — Excision en V, réunion immédiate. Mais souvent la réunion n'est pas possible. (Voy. *Bec-de-lièvre.*)

CHLORAL. C²H. Cl³O. — Cristaux blancs rhomboïdriques. Hypnotique véritable. Ne s'accumule pas.

Doses : Adultes,   2 à 4 gr.
  —   Alcooliques, 4 à 6 —
  —   Enfants,   1   —

Chez les enfants, la douleur de l'extraction peut être très amoindrie avec 1 gr. de chloral.

Le chloral est *antiseptique.*

Eau chloralée, employée en chirurgie dentaire :

℞ Chloral cristallisé...................... 10 gr.
   Eau stérilisée........................... 1000 —

Contre-indications. — Cardiaques.

Empoisonnement. — Adultes, 5 à 10 gr.
   —   Enfants, 2 à 3 gr.

Antidotes. — Faire vomir, stimulants, flagellation. Injection sous-cutanée de 50 centigrammes de la solution de strychnine à 2 p. 100.

CHLOROFORME. C^2HCl^3 ou $CHCl^3$. — Découvert en 1831 par Soubeiran.

Anesthésie générale.

Mode d'administration. — Le chloroforme ne doit être employé que chimiquement *pur*.

On peut se servir de la compresse ou du masque.

Différentes méthodes :

1º Méthode des doses massives consistant à sidérer le sujet ;

2º Méthode consistant à faire respirer tantôt de l'air, tantôt du chloroforme ;

3º Méthode de Sédillot. Commencer par la 2e méthode, puis employer les doses massives ;

4º Méthode des doses faibles et continues ;

5º Méthode des gouttes.

Contre-indications. — Cardiaques, bronchitiques, nerveux, anémiques, alcooliques, artério-scléreux, emphysémateux, ivresse ; époques menstruelles.

CHLORURE D'ÉTHYLE. C^4H^5Cl.

Anesthésie générale. — Inhalations avec le masque. Au début, le patient sent une chaleur agréable ; puis, en 1 ou 2 minutes, les sensations deviennent confuses : tintements d'oreilles.

Administrer le chlorure d'éthyle jusqu'à ce que la période d'excitation soit passée, puis continuer avec prudence, laissant de temps en temps respirer l'air pur.

Contre-indications générales. (Voy *Chloroforme Ether*). La dilatation rapide de la pupille qu'il provoque doit rendre prudent.

Action suffocante et convulsivante.

Anesthésie locale. (Voy. *Froid.*)

CICATRICE. — Tissu de nouvelle formation, destiné à combler des pertes de substance.

CLINIQUE (χλιννη, lit). — Etude pratique faite au lit

du malade. Par extension, toute démonstration pratique faite sur le malade.

COCAÏNE (Anesthésie par la). $C^{17} H^{21} AzO^4$.

Physiologie. — Curare sensitif ; les extrémités nerveuses sensitives sont anesthésiées dans les limites de
la surface injectée.

L'action de la cocaïne est d'autant moins dangereuse
qu'elle est plus diluée.

Les injections pratiquées sur la tête sont plus dangereuses.

Les injections perdues, sans effusion de sang, sont
les plus dangereuses.

Mode d'administration. — Injections hypodermiques.
(Voy. ce mot.)

Solution de chlorhydrate de cocaïne dans l'eau
distillée bouillie.

Les solutions à 1 ou 2 p. 100 sont suffisantes. Les
solutions tièdes sont plus anesthésiques.

℞ Chlorhydrate de cocaïne.............   o gr. 10
  Eau distillée bouillie...............   10 —

Une seringue de Pravaz ou 1 centimètre cube de
cette solution contient un centigramme de chlorhydrate
de cocaïne.

Placer le patient dans la position horizontale.

Faire les injections lentement, en observant le facies
du sujet.

Le malade ne doit pas être à jeun, et il doit avoir
pris du café, autant que possible.

Contre-indications. — Vieillards, cardiaques, anémiques, nerveux, débilités, peureux.

Nature des accidents. — *Troubles psychiques.* —
Tintements d'oreilles, vertiges, ivresse cocaïnique.

Troubles de la motilité. — Tremblements, convulsions, tétanisation des muscles respiratoires, d'où dys-
pnée, asphyxie.

Troubles circulatoires. — Etat syncopal. Dilatation

de la pupille. Etat vultueux du visage, auquel succède la pâleur. Ataxie des muscles cardiaques.

Traitement des accidents. — Position horizontale. Aspersion d'eau froide : Chlorure d'éthyle.

Contre l'asphyxie, flagellation, respiration artificielle, tractions rythmées de la langue.

Injections d'éther, de caféine.

Faire respirer du nitrite d'amyle, du chloroforme.

Méthode de Schleich. — Solution de cocaïne dans l'eau salée.

℞ Chlorhydrate de cocaïne............   o gr. 20
    Chlorhydrate de morphine..........   o — 0,25
    Chlorure de sodium..............   o — 20
    Eau phéniquée à 5 p. 100..........   II gouttes.
    Eau distillée bouillie..............   100 gr.

Avantages. — D'après MM. Feindel, les avantages de la solution à 0,20 p. 100 dans l'eau salée sur la solution à 1 p. 100 dans l'eau pure, résident en ce que, à quantité égale de liquide injecté (soit avec cinq fois moins de cocaïne), l'anesthésie obtenue est sensiblement supérieure et surtout la faible teneur en cocaïne de la solution met à l'abri de tout danger d'intoxication cocaïnique. (Voy. aussi *Tropo-cocaïne.*)

Lait de cocaïne. (Bignon, de Lima.) — L'acidité de la cocaïne masque ses propriétés anesthésiques. En précipitant le chlorhydrate de cocaïne par un léger excès de carbonate de soude, on obtient une anesthésie suffisante avec 10 centigrammes.

Phénate de cocaïne. (Von Oefele, de Hengersberg.) — Moins toxique que le chlorhydrate.

Il n'est pas soluble dans l'organisme, il n'est, par conséquent, pas résorbé et son pouvoir anesthésique ocal se prolonge plus longtemps.

Mêmes doses que le chlorhydrate :

℞ Phénate de cocaïne................   10 centigr.

Faire dissoudre dans

    Alcool...........................   5 gr.

Ajouter :

 Eau distillée...................... 5 gr.

Méthodes mixtes d'anesthésie par la cocaïne.
CATAPHORÈSE. (Voy. ce mot.)

COCAÏNE ET CORYL. — Pour certaines extractions particulièrement laborieuses, et si on a des raisons pour être prudent dans l'administration de la cocaïne, on peut faire une piqûre à la face palatine de la dent; et au moment d'opérer, anesthésier au coryl la face labiale, plus abordable. Cette méthode donne de bons résultats.

COCAINISME. — Intoxication lente par la cocaïne.

ÉTIOLOGIE. — Morphinomanes, qui, pour éviter la douleur de la piqûre, ajoutent de la cocaïne à la morphine.

SYMPTÔMES. — Hallucinations, délire, les malades ont la sensation d'avoir sous la peau des petits insectes qu'ils essaient d'enlever.

Troubles du goût, de l'odorat, de la vue, de l'ouïe, de la mémoire. Abolition de la volonté et de la puissance génitale. Sueurs, diarrhée, amaigrissement, cachexie. Sur la peau, traces d'abcès provenant de piqûres septiques.

TRAITEMENT. — Suppression lente ou brusque.

COLIBACILLE ou Bacterium coli (Escherich). — Non spécifique, très répandu, se rencontre constamment dans la bouche, l'estomac et l'intestin.

Dans le lait, ferment lactique de Pasteur.

Au niveau de la bouche, produit des angines, des parotidites.

COLIQUE (χῶλον, colon). — Douleur intestinale ou abdominale.

COLIQUE HÉPATIQUE. — Douleurs produites par le passage d'un calcul dans les voies biliaires.

COLIQUE NÉPHRÉTIQUE. — Douleurs produites par le passage d'un calcul dans l'uretère.

COLIQUE DE PLOMB. — Dans l'intoxication saturnine, douleurs, constipation, vomissements.

COLIQUES SALIVAIRES. (Voy. *Calculs.*)

COLLODION. — Toute écorchure, si minime qu'elle soit, doit être recouverte de collodion, de façon à éviter la contamination.

Le *collodion iodoformé* a été conseillé pour le coiffage de la pulpe.

COLLUTOIRE. — Médicament ayant la consistance du sirop et servant à badigeonner les gencives. (Voy. *Eruption, Stomatites.*)

COLOBOMA. — Fissure congénitale fronto-maxillaire, constituée par le défaut de soudure du bourgeon frontal et du bourgeon maxillaire supérieur. (Voy. *Bec-de-lièvre, Face.*)

CONSTRICTION DES MACHOIRES. (Voy. *Trismus.*)

COQUELUCHE. — Maladie infantile, toux convulsive par quintes.

La fréquence de la toux amène dans la bouche une *ulcération du frein de la langue*, d'une largeur moyenne de 5 à 10 millimètres ; elle se montre au point qui entre en contact avec les incisives centrales inférieures, quand la langue, chassée par les quintes de toux, vient faire saillie hors de la bouche.

CORAIL. — De même que le charbon, le corail doit être proscrit des *poudres dentifrices,* car, mêlé au tartre, il s'accumule entre la gencive et la dent et produit des gingivites fort tenaces.

CORYL. (Voy. *Froid.*)

COUPS DE FEU. (Voy. *Maxillaire supérieur, Maxillaire inférieur.*)

CRÉOSOTE. — **Créosote de hêtre.** — Préconisée

par Bouchard, en 1874, contre la tuberculose pulmonaire. Pilules. Vin. Glycérine.

Dose. — o gr. 5o centigr. à 1 gr. par jour. Injections hypodermiques d'huile créosotée.

Antidotes.— Vomitif. Sulfate de magnésie. Sucrate de chaux. Eau de savon.

Créosote de houille. — Liquide incolore et caustique.

Pour les douleurs de la carie dentaire, elle ne réussit que lorsque la pulpe est à nu. Autrement elle exaspère les douleurs.

CROUTE. — Dépôt dù à la dessiccation de divers exsudats.

CURE-DENTS. (Voy. *Hygiène buccale.*)

D

DAVIERS. — Pinces spéciales destinées à extraire les dents. Les parties importantes du davier sont les *mors*, qui saisissent les racines et sont construits de façon à épouser exactement leur forme. (Voy. *Extraction.*)

Daviers indispensables. — Ce sont :

Incisives et canines supérieures....	1
— inférieures.....	1
Prémolaires supérieures..........	1
— inférieures	1
Grosses molaires supérieures......	2
— inférieures	2 { 1 davier droit. / 1 bec de faucon.
Dent de sagesse supérieure.......	1
— inférieure........	1
Dents de lait..................	4 { 2 pour le haut. / 2 pour le bas.
Racines. Davier à bayonnette (haut).	1
Bec de faucon (bas)...........	1
Elévateur....................	1
Langue de carpe..............	1
Daviers à séparer pour les grosses molaires supérieures..........	2

Le davier à prémolaires inférieures peut servir pour les incisives et les canines inférieures.

L'*antisepsie* des daviers doit être absolue. Elle est plus facile pour les daviers à articulation démontable.

Après l'extraction, les mors doivent être nettoyés soigneusement avec une solution antiseptique forte, dans laquelle on les laisse ensuite plonger.

Avant l'opération, l'ébullition est indiquée ou tout au moins le flambage à l'alcool dans un récipient.

DENT. — Définition. — Organe dur (ostéoïde), calcaire, d'apparence osseuse implanté dans l'épaisseur des arcades maxillaires à l'orifice du canal alimentaire et destiné spécialement à la mastication.

La dent est donc l'intermédiaire indispensable entre l'aliment et les organes de la nutrition (Cuvier).

Embryologie. — **Formation du follicule dentaire.** — Toutes les dents temporaires ou permanentes suivent le processus embryologique suivant :

Vers le 40e ou 45e jour de la vie intra-utérine, sur le bord gingival, apparaît une saillie de l'épiderme, *bourrelet épithélial*. La partie profonde de ce bourrelet s'enfonce en forme de V dans le tissu du futur maxillaire.

De la face interne du bourrelet et vers son milieu, naît un prolongement, la *lame épithéliale* à face inférieure concave.

Le bourrelet et la lame épithéliale se sont développés sur toute la longueur du bord gingival et sur les deux maxillaires.

A ce moment, sur la face externe et inférieure de la lame épithéliale, et ceci seulement aux endroits précis qu'occuperont les futures dents, se développe le *bourgeon primitif*, qui, s'allongeant, finit par former une partie renflée sphérique, qui, rattachée à la lame épithéliale par un pédicule, *le cordon primitif*, constitue *l'organe de l'émail*. La partie inférieure de cette sphère est alors refoulée vers la partie supérieure. L'organe de l'émail primitivement sphérique a pris la forme d'une calotte destinée à coiffer l'organe de l'ivoire.

Lors de la formation du bourrelet épithélial, les cellules polygonales superficielles s'enfoncent en entraînant les cellules cubiques sous-jacentes de la couche de Malpighi dont elles se coiffent dans leur processus d'enfoncement, de sorte que la lame épithéliale, le bourgeon primitif, le cordon primitif et l'organe de l'émail sont formés de deux parois dérivées de l'assise de cellules cubiques et d'une partie centrale dérivée des cellules épithéliales primitivement superficielles.

Pour ce qui est de l'organe de l'émail, la partie inférieure de la sphère s'est invaginée dans la partie supérieure.

Une coupe verticale montrerait donc les cellules cubiques disposées sur deux lignes courbes concentriques se rejoignant à leurs extrémités. La supérieure devient *couche externe*, l'inférieure, *couche interne.* Les cellules épithéliales y sont toujours incluses.

Notons, — et ceci explique l'étiologie des kystes, — qu'en dehors du cordon primitif et sur son trajet, il existe des petits amas de cellules polygonales.

Modifications cellulaires. — Déjà, dans le bourgeon primitif, les cellules épithéliales polygonales du centre sont devenues plus petites. Elles subissent alors une modification profonde. De polygonales elles deviennent *étoilées,* en donnant naissance à des prolongements qui s'anastomosent entre eux. La couche centrale bien modifiée, c'est la *gelée de l'émail;* la couche profonde où se rencontrent encore des cellules polygonales, c'est la *membrane d'Hannover*.

En même temps, les cellules cubiques de la couche *interne* (paroi inférieure) s'allongent, s'effilent, se mettent en relation avec les cellules de la membrane d'Hannover. L'extrémité opposée s'élargit, au contraire, prend la forme d'un plateau. Le noyau est refoulé vers l'extrémité effilée. La réunion des plateaux de toutes les cellules est appelée *membrane préformative*.

Ces cellules de la couche interne sont appelées à former l'émail. C'est la *membrane de l'émail*.

Les cellules de la couche externe et les cellules centrales de l'organe de l'émail finiront par disparaître.

Organe de l'ivoire. — Vers le 2e mois de la vie intra-utérine, pendant que l'organe de l'émail se déprimait en calotte, l'organe de l'ivoire ou *bulbe* prenait naissance par condensation du tissu conjonctif. Le bulbe affecte d'abord la forme d'un petit cône, qui est coiffé par l'organe de l'émail ; puis il prend la forme des différentes dents futures.

Histologiquement, il se compose de trois zones concentriques :

1o ZONE EXTERNE. — De couleur claire, dense, constituée par les *odontoblastes*, grosses cellules piriformes, destinées à produire l'ivoire, anastomosées entre elles par des *prolongements latéraux*. Les odontoblastes envoient dans la direction de l'organe de l'émail un *prolongement caudal* ramifié. Il est destiné à former plus tard la *fibrille de Tomes* et servira d'axe à la première couche d'ivoire sécrété. Du côté opposé, le *prolongement central* met en relation les odontoblastes avec la zone suivante.

2o ZONE MOYENNE. — Elle est composée de *cellules étoilées* qui servent d'intermédiaires entre les odontoblastes et la dernière zone.

3o ZONE CENTRALE. — Eléments nucléaires, vaisseaux et nerf.

L'artère et la veine proviennent de l'artère et de la veine dentaire.

L'existence des nerfs a été discutée, mais leur présence est généralement admise.

Sac dentaire. — A deux mois et demi de vie fœtale, tout autour de la base du bulbe, le tissu conjonctif se condense et forme une sorte de bourrelet circulaire, qui s'élève et tend à envelopper les organes de l'ivoire et de l'émail, mais il rencontre le cordon folliculaire qui ne sera sectionné qu'au 4e mois.

Histologiquement, la paroi du sac se compose de deux feuillets, dont l'un, l'externe, est destiné à former le ligament alvéolo-dentaire, et l'autre, l'interne, le cément et la cuticule de l'émail.

Au 4e mois de la vie intra-utérine, le sac dentaire sectionne le pédicule (*gubernaculum dentis*).

Le sac est donc fermé, mais il n'est pas fermé complètement ; il manque à la partie profonde, au point où le bulbe dentaire pénètre dans l'intérieur du follicule. C'est par là que s'introduisent dans la cavité folliculaire les vaisseaux et les nerfs qui vont nourrir la dent future.

A ce moment donc, et pour nous résumer, le follicule dentaire enfermé dans le sac dentaire est entièrement rempli par le bulbe, qui fait saillie dans son intérieur, et par l'organe de l'émail, qui comble l'espace compris entre le bulbe et le sac dentaire. Le follicule dentaire est isolé au sein des tissus. L'alvéole osseuse commence à se former. Alors se produit, dans les éléments cellulaires de la lame épithéliale du cordon et de la paroi externe du follicule, un important mouvement de prolifération épithéliale, que l'on croit destiné à former des éléments nourriciers pour l'organe de l'émail.

Follicule dentaire des dents permanentes et des grosses molaires. — Le cordon primitif de la dent de lait émet sur sa face postéro-inférieure un bourgeon secondaire, qui, suivant le même processus, évolue de façon à former plus tard la dent de remplacement.

La première grosse molaire, qui n'a pas de dent de lait, est formée par un germe qui prend naissance sur le bourrelet épithélial vers la 10e semaine.

La 2e grosse molaire est issue du cordon de la 1re, et la 3e grosse molaire du cordon de la 2e.

Pour ce qui est des dents de remplacement, nous devons signaler la théorie qui admet que leur cordon folliculaire provient des festons de la lame dentaire situés entre les pédicules ou collets des dents de lait.

Nous pouvons résumer dans le tableau suivant les différents phénomènes que nous venons d'étudier.

CHRONOLOGIE DE LA FORMATION DU FOLLICULE

Vie intra-utérine.

6 semaines....	Bourrelet épithélial. Organe de l'émail.
8 semaines....	Bulbe ; organe de l'ivoire.
8-10 semaines jusqu'à 3 mois...	Feuillets du sac folliculaire ; organe du cément et du périoste. Augmentation.
4 mois 1/2.....	Le follicule est clos, la calcification commence, le chapeau de dentine a 1 millimètre 5.
A 9 mois......	Le chapeau de dentine a 3 millimètres 5.

Calcification. — C'est la phase du développement de la dent où celle-ci se durcit et prend sa forme définitive.

FORMATION DE L'ÉMAIL. — La première couche d'émail apparaît au 4ᵉ mois de la vie fœtale sur la face interne de la membrane de l'émail ; et, en dehors d'elle, se déposent incessamment de nouvelles couches d'émail. Quant à l'émail, il résulte soit d'une sécrétion des cellules adamantines, soit de leur transformation. Il se compose de prismes juxtaposés, représentant, par conséquent, soit un produit exsudé de la cellule et durci ensuite, soit la partie centrale calcifiée de ces cellules.

FORMATION DE L'IVOIRE ET DE LA PULPE. — La formation de l'ivoire paraît n'être due ni à une sécrétion des odontoblastes ni à leur transformation, mais à une véritable imprégnation de la gangue organique par les sels calcaires, le rôle des odontoblastes consistant à fournir sans cesse les matériaux nécessaires à cet accroissement. Le dépôt de dentine se fait, molécule par molécule, autour du prolongement caudal de l'odontoblaste.

Des couches successives se trouvent ainsi formées, enserrant progressivement le bulbe.

Les arrêts de développement forment les *espaces interglobulaires de Czermak*. La couche de dentine atteint progressivement son épaisseur normale, enserrant le bulbe, qui n'est autre chose que la *pulpe dentaire*.

FORMATION DU CÉMENT DE LA RACINE. — La formation du cément est le résultat d'une *ossification par envahissement*, qui se fait parallèlement au développement de la racine.

Eruption. — **Dents de lait**. — L'éruption commence par la résorption de la partie antérieure de la paroi alvéolaire osseuse. (Ostéite ʳraréfiante.)

La muqueuse gingivale s'amincit alors, s'atrophie et la couronne apparaît sur la gencive.

Le tissu osseux se dépose rapidement autour du collet de la dent, provoquant le mouvement d'ascension (ostéite condensante). (Voy. *Eruption [accidents]*.)

Ordre dans lequel se fait approximativement l'éruption des dents de lait :

Ordre de succession		Epoque d'apparition du follicule	Epoque de l'éruption
Incisives centrales	inf.	65° j. *Vie fœtale*	du 6° au 7° mois
—	sup.	70° jour.	Au 10° —
Incisives latérales	inf.	80° jour.	16° —
—	sup.	85° jour.	20° —
1ʳᵉ molaire	inf.	du 85° au 100° j.	24° —
—	sup.	—	26° —
2° molaire	inf.	—	30° —
—	sup.	—	36° —
Canines	inf.	—	30° —
—	sup.	—	33° —

Dents permanentes, ou de deuxième dentition. — L'éruption de chaque dent permanente est précédée de la chute de la dent temporaire correspondante. Commençons par étudier ce dernier phénomène.

CHUTE DES DENTS DE LAIT. — Si on examine une dent de lait qui a été expulsée, on remarque qu'il n'y a plus qu'un vestige de la racine, qu'on dirait érodée. La dent était branlante, parce qu'elle n'était plus maintenue par sa racine.

On a expliqué cette usure de la dent de lait par la pression mécanique de la dent permanente (Magitot), par l'action d'un fongus absorbant le cément (Tomes). La théorie admise aujourd'hui est celle du Dr Redier, de Lille. Il s'agit d'une véritable *ostéite* simple, caractérisée par des phénomènes alternatifs de résorption et de production osseuse.

Le point de départ de ces phénomènes réside dans l'irritation physiologique, déterminée par l'éruption, l'évolution et le dévoloppement du germe ossifié de la dent permanente.

Cette irritation produit une inflammation du ligament de la dent de lait, d'où formation d'un tissu spécial (fongus de Tomes) qui servira d'agent destructeur de la cloison alvéolaire d'abord, puis successivement du cément, de l'ivoire et même de l'émail, dans le cas de chute tardive.

ÉRUPTION DES DENTS PERMANENTES. — C'est alors qu'intervient le phénomène de l'éruption et de l'ascension des dents permanentes, absolument semblable à celui des dents de lait. Parallèlement à cette éruption et sous l'influence des dents, les maxillaires s'agrandissent en longueur, en hauteur et en épaisseur.

Ordre dans lequel se fait approximativement l'éruption des dents permanentes :

Ordre de succession.		Epoque d'apparition du follicule.	Epoque de l'éruption.
1res grosses molaires	inf.	90° j. *Vie fœtale*	de 5 à 6 ans 1/2
(dents de 6 ans)	sup.	100° j. —	—
Incisives centrales	inf.	du 110° au 120 j.	de 6 à 7 ans
—	sup.	—	—
Incisives latérales	inf.	—	de 7 à 8 ans.
—	sup.	—	—

1res prémolaires	inf. du 110e au 120e jour	de 8 à 9 ans.
—	sup.	—	—
2es prémolaires	inf.	—	de 9 à 10 ans.
—	sup.	—	—
Canines	inf.	—	de 10 à 11 ans.
—	sup.	—	—
2es grosses molaires.	3e mois.		de 11 à 12 ans.
3es grosses molaires.	à 3 ans.		de 18 à 25 ans.

(Dents de sagesse.)

Histologie de la dent. — La dent se compose, en allant du centre à la périphérie :

1º D'un tissu mou : pulpe ;

2º De tissus durs : dentine, émail, cuticule de Nasmyth.

Tissu mou. — **Pulpe dentaire.** — Il est constituée par la persistance du bulbe dentaire ou organe de l'ivoire.(Voy.Dent [*Embryologie, Organe de l'ivoire*).]

Tissus durs. — **Dentine ou Ivoire.** — La dentine constitue la substance même de la dent. Elle est intermédiaire entre l'émail et la pulpe qu'elle coiffe et dont elle épouse la forme. La dentine est sécrétée par la pulpe.

La dentine se compose : 1º d'une matière inorganique et de sels minéraux.

Phosphate de chaux et traces de fluorure de calcium	66, 72
Carbonate de chaux	3, 36
Phosphate de magnésie	1, 08
Sels solubles	0, 83

2º D'une matière organique, le *cartilage de l'ivoire :*

| Cartilage de l'ivoire { osséine. { élastine. | 27, 61 |
| Graisse | 0, 40 |

Histologiquement, la dentine se compose de substance fondamentale dont la masse est parcourue du centre à la périphérie par des tubes *(canalicules de Tomes)* garnis d'une gaîne *(gaîne de Neumann)* et contenant les *fibrilles dentinaires* (prolongement caudal des odontoblastes) qui donnent à la dent sa sensibilité spéciale et générale.

La direction des canalicules dentinaires de bas en haut n'est pas rectiligne, elle est ondulée (*lignes de Schrœger*). De plus ils présentent sur leur trajet des sortes de renflements (*espaces interglobulaires de Czermak*), qui sont dus à un arrêt de nutrition, et qui créent un endroit de moindre résistance à la carie.

A la périphérie, les canalicules s'anastomosent et se perdent dans la *couche anastomotique granuleuse ou aréolaire*, analogue aux espaces interglobulaires, mais dont l'existence est normale et non pas d'origine pathologique.

Email. — Tissu le plus dur de l'organisme, se compose.

1º d'une matière inorganique.

Phosphate de chaux et traces de fluorure de calcium	89, 8
Carbonate de chaux	4, 37
Phosphate de magnésie	1, 34
Sels solubles	0, 88

2º d'une matière organique

Graisse	3, 59

L'émail se compose de petits prismes de 5 ou 6 pans accolés par pression réciproque, sans interposition de substance les unissant.

Ces prismes, disposés perpendiculairement à la surface de la dent, ont un trajet qui est ondulé.

Les *stries* de l'émail sont dues soit à des étapes successives de la calcification, soit à des renflements (varicosités de Waldeyer), soit simplement aux ondulations des prismes.

La calcification de l'émail se fait du centre à la périphérie. L'émail recouvre toute la couronne de la dent, plus épais sur les points saillants. Il se termine en pointe au collet, recouvert par une petite couche de cément.

Cuticule de Nasmyth. — Membrane protectrice

de l'émail, inattaquable par les acides, mais s'altérant par l'usure. Elle disparaît de très bonne heure.

Pour Tomes, la cuticule est le vestige du cément coronaire des ruminants. Cette théorie se trouve confirmée par l'existence dans la cuticule de véritables corpuscules osseux (*lacunes encapsulées*).

Cément. — C'est la partie qui constitue la racine de la dent. Se compose.

1º d'une substance inorganique.

Phosphate de chaux et traces de fluorure de calcium......................	48, 73
Carbonate de chaux..................	7, 22
Phosphate de magnésie..............	0, 99
Sels solubles......................	0, 82
2º d'une substance organique........	31, 31
Graisse............................	0,93

Le cément se rapproche donc beaucoup de l'os.

Description des dents. — Les dents se composent d'une partie libre, la *couronne*, et d'une partie implantée dans l'alvéole, la *racine* terminée par l'*apex*. La partie intermédiaire est le *collet*.

Les incisives servent à couper,

Les molaires à broyer,

Les canines à percer à déchirer.

Pour faciliter la description des dents, on suppose une perpendiculaire passant entre les incisives centrales et abaissée sur une ligne fictive réunissant les faces postérieures des dernières molaires. On considère toujours les dents par rapport à cette ligne fictive.

La face de chaque dent se rapprochant le plus de l'axe central est dite *face médiane*.

La face la plus éloignée, *face distante*.

Cet axe médian fictif permet aussi de comprendre la FORMULE DENTAIRE, sorte de notation permettant de désigner, en une figure simple, la dentition des différents êtres.

Comme dans une fraction, et pour chaque groupe de dents, un trait sépare deux chiffres. Le supérieur indique le nombre de dents du maxillaire supérieur, le chiffre du bas, le nombre des dents du bas. Mais cette notation commence à la ligne fictive de l'axe médian, de sorte qu'une formule dentaire indique la moitié des dents de l'individu. Il faut la multiplier par 2 pour avoir le nombre exact. (Voyez ci-après.)

Dents en général. — ADULTES. — Les dents se divisent en incisives centrales, latérales, canines, 1re et 2e prémolaires, 1re et 2e grosses molaires, 3e grosse molaire ou dent de sagesse.

La formule dentaire est

$$\text{Incisives } \frac{2}{2}, \text{ canines } \frac{1}{1}, \text{ prémol } \frac{2}{2}, \text{molaires} \frac{3}{3} = 16 \times 2 = 32.$$

ENFANTS. — Incisives centrales, latérales, molaires de lait.

$$\text{La formule est : incisives } \frac{2}{2}, \text{ canines} \frac{1}{1}, \text{ molaires} \frac{2}{2} = 10 \times 2 = 20.$$

On divise encore les dents en *dents de bouche*, que l'on découvre en riant. Incisives 8 + canines 4 = 12 dents,

et *dents du fond* : prémolaires 8 + grosses molaires 12 = 20 dents.

Les dents des maxillaires opposés s'engrènent. Cependant la courbe décrite par le maxillaire supérieur étant un peu plus grande, les dents homonymes ne se correspondent pas exactement, une dent du haut s'oppose généralement à deux moitiés de dents du bas.

La dent de sagesse supérieure, plus étroite que l'inférieure, corrige cette différence de courbe.

L'engrènement réciproque des dents constitue l'*articulation*.

Dents en particulier. — **Dents permanentes.** Voici leurs caractères distinctifs.

INCISIVES (*incidere*, couper). — Une racine, l'apex,

fuit le centre du maxillaire, une chambre pulpaire, un canal radiculaire.

Trois petites dentelures sur le bord tranchant; ces dentelures s'usent vite et disparaissent. La couronne présente au collet un éperon d'émail (*cingulum*).

Incisive centrale supérieure. — Face labiale large (palette), face linguale concave. Angle médian presque à angle droit, angle distant plus arrondi.

Incisive latérale supérieure. — Plus petite que la centrale, moins large.

Incisive centrale inférieure. — Plus petite que l'incisive supérieure, face labiale plane.

La racine est aplatie dans le sens latéral et de chaque côté, il y a un petit sillon longitudinal.

Incisive latérale inférieure. — La face labiale est convexe du côté de l'implantation. Elle commence la courbe des arcades dentaires.

Contrairement à son homonyme du haut, cette dent est plus forte que la centrale.

CANINES (*canis*, chien). — Une racine, une chambre pulpaire, un canal radiculaire.

Cingulum très développé, couronne plus ou moins conoïde, se terminant en pointe. Les canines sont les dents les plus longues et les plus profondément implantées, ce sont, pour ainsi dire, les clés de voûte des arcades dentaires.

Canines supérieures. — Les plus grosses. Le côté médian du bord tranchant est plus court que le côté distant; la couronne se renfle à partir du collet où se trouve constitué un étranglement.

L'usure se fait aux dépens de la face postérieure.

Canines inférieures. — Moins grosses. Racines aplaties latéralement avec dépressions longitudinales. Pas d'étranglement au collet. L'usure se fait aux dépens de la face antérieure.

PRÉMOLAIRES SUPÉRIEURES. — 1re *prémolaire supé-*

rieure. —Couronne formée de deux cuspides, l'interne moins développée et moins longue que l'externe.

Deux racines plus ou moins séparées et à courbes variées, une chambre pulpaire, deux canaux radiculaires ou un seul se divisant en deux cornes.

2ᵉ *prémolaire supérieure*. — Couronne : les deux cuspides sur le même niveau, une ou deux racines.

PRÉMOLAIRES INFÉRIEURES. — Plus petites que les supérieures, tubercules plus aplatis.

1ʳᵉ *prémolaire inférieure*.— Deux cuspides (interne et externe, celui-ci plus saillant) réunis par une crête, qui circonscrit deux fossettes, une postérieure, l'autre antérieure plus petite.

Une racine un peu aplatie, une chambre pulpaire, un canal radiculaire.

2ᵉ *prémolaire inférieure*. — Un peu plus volumineuse que la première, les deux cuspides sont égales, la racine est plus longue.

GROSSES MOLAIRES. — 1ʳᵉ *grosse molaire supérieure* (dent de 6 ans). — Couronne : 2 cuspides internes, 2 externes. L'antérieure et interne est réunie à la postérieure et externe par une crête d'émail. Collet plus ou moins étranglé, 3 racines, une palatine, 2 externes, (médiane et distante), une chambre pulpaire, 3 canaux radiculaires, dont le distant peut être d'accès difficile à la sonde.

2ᵉ *grosse molaire supérieure* (dent de 12 ans). — La face triturante n'a que 3 cuspides: deux en avant, une en arrière, la 4ᵉ cuspide disto-linguale est quelquefois ébauchée.

De plus, les sillons sont moins accusés que dans la 1ʳᵉ grosse molaire.

3ᵉ *grosse molaire supérieure* (dent de sagesse). — Racines. Il y en a généralement trois, plus ou moins réunies, mais se rapprochant toujours du type grosse molaire supérieure.

Une chambre pulpaire très large : plusieurs canaux peu accessibles.

Il y a quelquefois 4 ou 5 racines.

Grosses molaires inférieures. — Deux racines aplaties dans le sens antéro-postérieur, creusées d'un sillon. Elles se recourbent vers le fond des arcades dentaires.

1re *grosse molaire inférieure* (dent de 6 ans). — 5 cuspides séparées par des sillons, 3 en dehors, 2 en dedans. La racine antérieure contient généralement 2 canaux ; ils sont bien nettement séparés, ou bien, plus souvent, ils sont réunis dans la partie supérieure de leur parcours par une fente aplatie. Si cette fente persiste jusqu'à l'apex, il n'y a qu'un canal. La racine posrieure est généralement moins forte que l'antérieure.

Une chambre pulpaire, 3 canaux radiculaires.

2e *grosse molaire inférieure* (dent de 12 ans). — Plus petite, 4 cuspides séparées par un sillon en croix.

Les 2 racines sont quelquefois réunies.

3e *grosse molaire inférieure* (dent de sagesse). — Elle varie à l'infini pour le nombre des tubercules et des racines. Cependant, souvent la racine unique représente la soudure des 2 racines du type grosse molaire inférieure. Quel qu'en soit le type, il y a généralement une courbure très accentuée de la racine, dans le sens antéro-postérieur.

Dents de lait. — Les incisives de lait se rapprochent beaucoup des dents permanentes. Les racines sont proportionnellement plus longues pour les incisives et les canines, plus écartées pour les molaires. La chambre pulpaire et les canaux sont plus largement ouverts.

Les molaires de lait sont conformées comme les grosses molaires permanentes. Les cuspides sont au nombre de trois (1 interne et deux externes) pour la 1re molaire, de quatre (2 internes et 3 externes) pour la 2e molaire.

Tumeurs dentaires. (Voy. aussi *Maxillaires,* [*Tumeurs*].)

CHATEAU. Dict. dentaire. 4

I. — Tumeurs qui résultent d'un vice d'évolution du processus dentaire.

II. — Tumeurs des dents arrivées à leur complet développement.

Tumeurs par vices d'évolution du follicule dentaire. — *a*) Odontômes. — Tumeurs développées sous l'influence d'un trouble dans l'évolution de follicule dentaire (troubles de nutrition).Exagération de la puissance formatrice des tissus, d'où production d'un néoplasme.

Suivant la période du développement de la dent pendant laquelle ils surviennent, les odontômes se subdivisent en *embryoplastiques, odontoplastiques, coronaires et radiculaires.*

1º *Odontômes embryoplastiques.*— *α*) Follicule qui s'est hypertrophié tout au début de son apparition, alors qu'il était formé à peu près exclusivement d'éléments embryonnaires épars dans une substance muqueuse (myxôme papillaire de Debove).

β) Plus souvent, le stade est plus avancé, l'odontôme est dit *fibro-plastique*, et encore mieux organisé, *fibreux.*

La caractéristique de ces dernières variétés consiste en ce qu'ils sont nettement enkystés, isolés du tissu voisin du maxillaire.

2º *Odontômes odonto-plastiques.* — Variété la plus importante. Suivant le degré de développement de la dent, ces odontômes sont :

α) *Non dentifiés.* — Mous, de consistance fibreuse.

β) *Incomplètement dentifiés.*— Le microscope décèle des grains dentinaires isolés.

γ) *Dentifiés.* — De consistance osseuse, à surface mamelonnée, formés d'émail et de dentine.

L'odontôme peut être formé de plusieurs follicules, d'où son irrégularité.

3º *Odontômes coronaires.*— La tumeur est constituée par l'hypertrophie de la pulpe ; mais la portion de la couronne qui est formée avant le début du travail pathologique reste intacte et reconnaissable. Au centre, la pulpe, entourée de dentine, ou bien de dentine et d'ivoire.

Le siège est au collet de la dent (dent verruqueuse). *Fréquence comparée*, grosses molaires, prémolaires, et molaires (prémolaires et incisives seulement, s'il est circonscrit.)

Lorsque l'odontôme est encore inclus au maxillaire, on peut le confondre avec un kyste. (Voy. ce mot.)

Lorsqu'il en est à la période de suppuration, on peut croire à une nécrose du maxillaire.

TRAITEMENT. — Ablation de la tumeur, le plus souvent par l'extraction de la dent qui la porte. Il faut quelquefois réséquer partiellement le bord alvéolaire.

Lorsque la tumeur est encore incluse, il faut inciser la muqueuse, puis enlever la lame antérieure du maxillaire. La tumeur une fois enlevée, on ruginera la loge osseuse qui la contenait.

L'odontôme coronaire peut résulter de l'hypertrophie de toute la pulpe, il est *diffus;* ou bien il constitue une tumeur surajoutée en un point de la dent, il est *circonscrit*. Dans ce cas, il s'observe aussi sur les incisives.

4º *Odontôme radiculaire.* — Il est constitué par l'hypertrophie de la pulpe à l'époque de la formation de la racine. Cet odontôme est caractérisé par la présence, dans son intérieur, de cément, quelquefois de cément et d'ivoire, mais jamais d'émail.

SYMPTÔMES. — 3 périodes.

α) Evolution latente ; presque insensible, gêne, névralgies.

β) Tuméfaction du maxillaire. La tumeur apparaît sur le bord alvéolaire ou dans sa direction.

γ) Si la tumeur ne reste pas stationnaire, il y a des accidents inflammatoires. Le tissu osseux qui a été refoulé peut s'enflammer, amener de la suppuration et des fistules.

Pronostic. — Uniquement lié à la présence de ces complications, et alors il doit être réservé.

Diagnostic. — D'une façon générale, tout néoplasme qui se montre après l'achèvement de l'évolution dentaire n'est pas un odontôme, surtout quand le sujet a toutes ses dents. Cependant la tumeur peut se former chez un adulte aux dépens d'un follicule surnuméraire.

L'odontôme affecte presque toujours le maxillaire inférieur, les dents permanentes.

b) **Kystes folliculaires.** — De même que le développement pathologique du follicule dentaire donne naissance aux odontômes, il donne naissance aux kystes, par formation de liquide dans l'intérieur du follicule.

Suivant le stade de développement du follicule au moment de la formation du kyste, on distingue :

1º *Kystes embryoplastiques*. — Rares. L'organe de l'émail disparaît. Si l'intérieur du follicule contient un liquide séreux, c'est un *kyste séreux ;* si le liquide est visqueux, c'est un *kyste mélicérique ;* si le contenu est caséiforme, c'est un *kyste butyreux ;*

2º *Kystes odontoplastiques*. — Rares. Ce sont des kystes séreux ou mélicériques, qui contiennent des masses informes d'émail et de dentine ;

3º *Kystes coronaires*. — Ce sont les plus fréquents. La couronne existe, normale ou atrophiée, incluse dans le kyste, ou, s'il y a un rudiment de racine, implantée dans lui ;

4º *Kystes dentifères ou dentigères*. — La dent incluse dans le kyste est complètement développée.

Fréquence. — Maxillaire inférieure, dent de sagesse ; maxillaire supérieur, canine.

Symptômes. — Lorsque la tumeur commence à faire saillie sur le maxillaire (généralement à la partie antérieure) et si la coque osseuse est compressible, on a la sensation *parcheminée*, et à un degré plus avancé, on peut percevoir de la *fluctuation*. Vascularisation de la muqueuse sus-jacente. Généralement, il n'y a ni douleurs, ni engorgement ganglionnaire, ni phénomènes généraux.

Marche lente.

DIAGNOSTIC. — Avec l'odontôme, lorsqu'il n'y a encore ni sensation parcheminée ni fluctuation. Le kyste se développe généralement au maxillaire supérieur (incisives, canines), l'odontôme au maxillaire inférieure (molaires).

TRAITEMENT. — Extraire la dent ou la racine. Explorer la cavité du kyste, qui peut contenir une couronne (kyste dentifère).

Tumeurs des dents arrivées à leur complet développement. — *a*) **Kyste épithélial radiculo-dentaire.** — C'est le kyste que, après extraction d'une dent, on trouve fixé au bout de la racine ou attaché par un pédicule.

Fréquence plus grande au maxillaire supérieur qu'à l'inférieur (incisives et canines).

Il se développe lentement. Lorsque l'alvéole est devenue trop étroite, il se creuse une loge dans l'os, par ostéite raréfiante.

Le plus souvent, l'apex est à nu dans l'intérieur du kyste et, par suite d'un travail de résorption, sa surface est devenue rugueuse.

Le contenu du kyste est un liquide clair et filant. Histologiquement la paroi est constituée par du tissu conjonctif, dont les lamelles concentriques se confondent, au niveau de leur insertion sur la dent, avec les fibres du ligament dentaire ; fibreuse en dehors, cette paroi est tapissée à la surface interne du kyste par un épithélium pavimenteux.

THÉORIE DES KYSTES. — *Théorie de Magitot, théorie périostique.* — La pulpe dentaire, sous une influence pathologique, sécrète un liquide. Si celui-ci peut s'écouler au dehors par le trajet d'une carie pénétrante, aucun kyste ne se produit. Si la carie est obturée ou s'il n'y a pas de carie, le liquide est refoulé vers l'apex, se trouve en présence du ligament alvéolo-dentaire, et produit une irritation ou bien très vive (périodontite aiguë), ou bien faible. Dans ce cas, c'est un kyste. L'irritation du ligament se traduit par la production de la poche kystique.

A cette théorie, on a objecté avec raison que la paroi interne des kystes contient des éléments épithéliaux. Magitot est obligé d'expliquer leur formation par genèse directe ou par transformation.

Théorie de Malassez, théorie épithéliale. — Les kystes prennent naissance aux dépens des débris épithéliaux échelonnés le long du ligament alvéolo-dentaire. Cette théorie des débris épithéliaux paradentaires explique très bien la présence à l'intérieur du kyste des éléments épithéliaux.

Elle est absolument rationnelle et généralement admise.

La solution vraie paraît donc être la suivante. Comme le dit Magitot, le liquide pathologique est refoulé à l'apex. Il vient irriter non pas le ligament alvéolo-dentaire, mais, comme le dit Malassez, les débris épithéliaux qu'il renferme.

PRONOSTIC. — Généralement bénin, sauf transformation en *kyste multiloculaire*. (Voy. ci-après.)

DIAGNOSTIC. — Très délicat. On peut penser à un abcès dentaire ou à une tumeur quelconque. La ponction seule pourrait donner des indications exactes.

TRAITEMENT. — On a conseillé la trépanation de la lame osseuse et l'extirpation du kyste.

Le seul résultat pratique consiste dans l'extraction de la dent, suivie ou non de réimplantation.

b) **Kystes multiloculaires, maladie kystique, épithéliome kystique.** — Néoplasie caractérisée par la présence de plusieurs poches kystiques sur les maxillaires, l'inférieur surtout. Toute la branche montante est quelquefois atteinte.

PATHOGÉNIE. — *Débris épithéliaux paradentaires*, comme pour les kystes radiculaires.

SYMPTÔMES. — Les poches sont isolées ou communiquent entre elles. Le contenu est séreux ou sanguinolent.

La tumeur écarte les deux tables du maxillaire, les amincit, provoque la chute des dents. Déformation considérable. Gêne de la déglutition et de la respiration. La tumeur évolue très lentement.

DIAGNOSTIC. — Avec le cysto-sarcôme. Le sarcôme a une marche bien plus rapide ; il a une consistance charnue en certains points, il provoque des douleurs violentes et de l'engorgement ganglionnaire.

TRAITEMENT. — Ablation la plus large possible des parties malades. On est souvent obligé de pratiquer une résection.

c) **Polypes de la pulpe.** — Sous l'influence de la carie, la pulpe prolifère et fait hernie au dehors. C'est une masse rougeâtre, molle, fongueuse, saignante et douloureuse.

TRAITEMENT. — Détruire la pulpe.

d) **Tumeurs du cément.** — C'est une véritable *exostose*. Magitot les divise suivant leur forme en *exostose en sphère,* qui entoure le sommet des racines ; *exostose en nappe,* qui réunit les racines ; *exostose en masse,* plus volumineuse, de forme plus irrégulière.

e) **Tumeurs du ligament alvéolo-dentaire.** — 1º *Extra-alvéolaires.* — Bourgeons charnus, fixés par un pédicule au collet d'une dent (molaire) ;

2º *Intra-alvéolaires.* — Ces tumeurs, dont l'étiologie est fort obscure, siègent entre les racines d'une molaire ou entre la racine et la paroi alvéolaire et amènent la chute ou provoquent l'extraction de la dent. Magitot admet 5 variétés : 1º fibreuses ; 2º fibro-plastiques ; 3º épithéliales ; 4º à myéloplaxes ; 5º à cytoblastions.

DENT BARRE. — Une dent est dite barrée lorsque

ses racines, ayant une courbure anormale, circonscrivent, enferment une portion du maxillaire. L'extraction complète ne peut se faire que si cette portion de maxillaire, cette barre est fracturée.

DENT DE LAIT. (Voy. *Carie dentaire, Dent [Embryologie], Extractions, Eruption*)

DENT DE SAGESSE. — Accidents provoqués par son éruption. (Voy. *Eruption.*)

DENTIFRICES. — Produits destinés à maintenir les dents saines.

D'une façon générale, on doit proscrire absolument l'emploi des substances suivantes, à cause de leur action mécanique sur les dents, et de leur insolubilité : charbon, corail, pierre-ponce, sucre, miel, alun, quinquina, cresson, iris.

Il faut éviter de prescrire ensemble le chlorate de potasse et la saccharine. Leur trituration produit une explosion.

Un bon dentifrice doit réunir les conditions suivantes :

Etre antiseptique sans être caustique, être soluble dans la salive, ne pas rayer l'émail, tonifier les gencives, ne pas avoir un goût désagréable.

De plus, suivant l'état de la salive, le dentifrice doit être alcalin, neutre, acide.

On emploie les *poudres*, les *opiats*, les *savons*, les *pâtes* et les *élixirs*

Poudres dentifrices.

Poudres alcalines.

℞ Carbonate de chaux	60 gr.	
Sulfate de quinine	2 —	
Saponine	0, 20 centigr.	
Saccharine	0. 10 —	
Carmin Q. S.	pour colorer.	
Essence de menthe	XX gouttes.	

℞ Craie préparée................... } ââ   20 gr.
   Gomme arabique................ }
   Bicarbonate de soude...............   de 5 à 10 gr.
   Saponine........................   0, 10 centigr.
   Quinine chlorhydratée.............   0, 10   —
   Essence de menthe................   Q.S. pour aro-
                                        matiser.

                                     (POINSOT.)

Poudre acide.

℞ Acide borique..................   10 gr.
   Poudre d'amidon.................   50 —
   Chlorhydrate de quinine..........   1 —
   Saccharine......................   0 — 10 centigr.
   Ocre jaune......................   1 —
   Ionone ....   0 — 50 cent.
   Vanilline dissoute dans l'alcool...   0 — 15 —

Poudre neutre.

℞ Chlorate de potasse..............   20 gr.
   Poudre d'amidon.................   20 —
   Laque carminée..................   4 —
   Saccharine dissoute dans l'alcool...   0 — 10 centigr.
   Vanilline dissoute dans l'alcool.....   0 — 15 —

Poudre astringente.

℞ Magnésie......................   20 gr.
   Borate de soude.................   30 —
   Quinquina gris..................   50 —
   Saccharine.....................   0 25 centigr.
   Essence de badiane.......... } ââ   III gouttes.
   —   de girofle.......... }
   —   de menthe..............   IV   —

Poudre dentifrice pour les enfants.

℞ Magnésie....................... } ââ 20 gr.
   Craie pulvérisée................. }
   Iris pulvérisé.......................   10 —
   Sucre de lait.......................   5 —
   Salol..............................   2 —
Passer au tamis de soie (VIAU).

Poudre pour les goutteux.

℞ Craie précipitée........................... 10 gr.
Poivre de cubèbe................... ⎫
Bicarbonate de soude............... ⎬ ââ 5 —
Essence de menthe...................... ⎭ V gouttes.

Poudre pour les syphilitiques.

℞ Carbonate de chaux....................... 40 gr.
Chlorate de potasse...................... 10 —
Acide salicylique....................... 2 —
Essence de badiane...................... V gouttes.

Poudre dentifrice à base d'iode.

℞ Iodo-souffre du Dr Prunier............. 4 gr.
Saccharine............................ o 10 cent.
Carbonate de chaux.................... 26 gr.
Essence de menthe.............. ⎫
Carmin .... ⎬ ââ Q. S.

Savons dentifrices.

℞ Savon médicinal pulvérisé........ 20 gr.
Glycérine neutre très pure à 30°. Q. S. pour dissoudre
à chaud.
Acide salicylique............... o gr. 5o centigr.
Essence de menthe............. 1 —

Savon alcalin.

℞ Beurre de cacao........................... 12 gr.
Carbonate de chaux....................... 20 —
Carbonate de magnésie.................. 25 —
Savon de potasse........................ 20 —
Essence................................. 4 — 75

(MAGITOT.)

℞ Chlorate de potasse...................... 20 gr.
Savon médicinal.......................... 10 —
Carbonate de chaux....................... 20 —
Essence de menthe poivrée............... XV gouttes
Glycérine................................ Q. S.

℞ Thymol............................. o gr. 25 centigr.
Extrait de ratanhia................. 1 —
Faire dissoudre dans
Glycérine chaude................... 6 gr.

Ajouter :

℞ Magnésie calcinée.................... o gr. 5o centigr.
  Biborate de soude.................... 4 —
  Savon médicinal..................... 3o —
  Essence de menthe poivrée.......... 1 —

(Lanz.)

Opiats et pâte dentifrices.

Opiat alcalin.

℞ Magnésie calcinée.................... 10 gr.
  Sucre de lait........................ 10 —
  Bicarbonate de soude............... 10 —
  Laque carminée..................... 0,5o centigr.
  Saponine............................ 0,5o —
  Chlorhydrate de quinine........... 0.5o —
  Essence de rose.................... X gouttes.
  Glycérine neutre à 3o°............. Q. S.

(Poinsot.)

Opiat acide.

℞ Laque carminée..................... 5 gr.
  Crème de tartre.................... 5 —
  Sucre de lait....................... 1o —
  Carbonate de chaux................ 1o —
  Chlorhydrate de quinine........... 0,5o centigr.
  Saponine .... 0,5o —
  Essence de menthe................. X gouttes.
  Glycérine pure..................... Q. S.

(Poinsot.)

Pâte neutre.

℞ Carbonate de chaux............... 5o gr.
  Sucre de lait....................... 3o —
  Crème de tartre................... 20 —
  Saponine .... 2 —
  Laque carminée (pour colorer)... Q. S.
  Essence de menthe................. XXX gouttes.
  — de badiane................. XX —
  Glycérine neutre.................. Q. S. pour faire
                                     une pâte.

(Viau.)

Pastilles antiseptiques.

℞ Acide thymique.................... 0,1o centigr.
  Bicarbonate de soude.............. 1o gr.

Chlorate de potasse............................	5 grammes.
Suc de réglisse................................	20 —
Sucre...	70 —
Essence de menthe................ }	X gouttes.
— badiane.................... }	
Gomme adragante.............................	2 gr.

M. F. S. A. 100 pastilles, dont on sucera 8 à 10 par jour.

Elixirs dentifrices.

℞ Alcool de vin.................................... 25 litres.
    Eessence de menthe........................ 150 gr.
      —   de rose. .... 12 —
      —   de néroly.................... 12 —
    Teinture de cannelle de Ceylan............ 50 —
      —   d'ambre .... 100 --
      —   de vanille................... 150 —
(Poinsot.)

℞ Acide thymique. .... 1 gr.
    Essence de menthe Mitcham..........)
    Essence d'anis vert.................... } 2 —
    Essence de badiáne ....)
    Teinture de cochenille.................. 3 —
    Alcool à 95°.......................... 130 —
(Faré.)

℞ Formol à 40 pour cent.................... 2 gr.
    Teinture de quinquina.................. 60 —
    Glycérine.............................. 60 —
    Essence de menthe..................... 2 —
    Essence d'anis étoilé................... 1 — 50
    Essence de girofle.................... }
    Essence de cannelle.................. } 1 —
    Alcool................................ 100 —
(Quintin.)

℞ Acide thymique......................... 0,25 centigr.
    — benzoïque....................... 3 gr.
    Teinture d'eucalyptus.................. 15 —
    Alcool à 70 degrés.................... 100 —
    Essence de menthe.................... 0,75 centigr.

Elixir contre la pyorrhée-alvéolaire.

℞ Acide phénique......................... 5 gr.
    Alcool rectifié......................... 400 —

Eau de menthe poivrée.................... 100 gr.
Essence d'anis........................... 1 —
Essence de cannelle...................... 0,50 centigr.

(WITZEL.)

Eau dentrifice contre le scorbut.

℞ Alcoolat de cochlearia................. 50 gr.
Eau distillée........................ 200 —
Teinture de ratanhia................. 20 —

DENTINE (hyperesthésie de la). — Douleur due à l'irritation de la couche anastomotique de Tomes. (Voy. *Dent* [histologie].)

L'hyperesthésie de la dentine se rencontre soit spontanément (carie du collet), soit à l'excision des caries du 2ᵉ degré.

TRAITEMENT. — Pour remédier à cette hyperesthésie, fort douloureuse pour le patient, fort gênante pour l'opérateur, on a préconisé divers moyens :

1º Air chaud ;

2º Alcool absolu ;

3º Cataphorèse cocaïnique ;

4º Faire fondre un cristal de menthol avec de l'air chaud dans la cavité préalablement déshydratée par l'alcool absolu (Mahé) ;

5º Sécher la cavité, placer un peu d'ouate trempée dans l'acide phénique, à laquelle on ajoute quelques cristaux de cocaïne. Air chaud ;

6º Acide sulfurique cocaïné (Herbst) ;

7º Nitrate d'argent. Il ne s'emploie pas pour les dents de devant à cause de la coloration noirâtre qu'il occasionne ;

8º Sulfate de quinine. Dans les 48 heures qui précèdent l'intervention, faire prendre 3 cachets de 0 gr. 50 centigr. (Le Monnier).

DERMOIDE (δερμα, peau). — *Kyste dermoïde.* — Tumeur contenant des productions ectodermiques, poils, *dents*, graisse.

CHATEAU. Dict. dentaire.   5

DIABÈTE (διαβαίνειν, passer au travers). — Affection due à un trouble de la nutrition et caractérisée par les phénomènes suivants, selon qu'il s'agit de *diabète sucré*, de *diabète insipide*, de *diabète gras* ou de *diabète maigre*.

Diabète sucré. — Polyphagie, exagération de la faim.

Polydipsie, exagération de la soif.

Autophagie, l'organisme se mange lui-même.

Glycosurie, présence du sang dans les urines.

Polyurie, exagération de la quantité d'urine.

Diabète insipide sans glycosurie. Diabète gras. Diabète maigre.

Le dentiste est souvent à même de dépister le diabète, qui jusque-là a passé inaperçu.

Si on observe dans une bouche de la pyorrhée alvéolaire, de l'ébranlement des dents, que la langue soit grosse, tuméfiée, rouge, que les papilles hypertrophiées soient séparées par des sillons blanchâtres, il faut se méfier du diabète et faire analyser les urines du sujet. Voy. *Urines*.)

De même si une périostite aiguë n'est pas douloureuse ou si l'incision d'un abcès n'est pas perçue, il y a des chances pour que le malade soit diabétique.

A cause de la moindre résistance des tissus, la plus petite lésion peut entraîner des accidents. Il faut donc être très prudent, surtout pour les extractions. Néanmoins il est des cas où l'humanité réclame l'intervention. Il faut alors s'entourer de soins antiseptiques minutieux.

Pour ce qui est de l'hygiène buccale, elle doit être rigoureuse chez le diabétique. Recommander de ne pas employer des brosses à dents trop dures qui pourraient amener des excoriations.

DIAGNOSTIC (διά, au travers ; γνῶσις, connaissance). —Partie de l'art médical qui a pour but de déterminer, d'après les symptômes, la nature d'une affection.

D'un diagnostic exact dépend le traitement rationnel de l'affection. On conçoit dès lors l'importance du diagnostic.

Quels sont les signes qui permettront au praticien de raisonner le diagnostic? Par quels moyens arrivera-t-il à l'asseoir fermement?

I. — INTERROGATOIRE DU MALADE.

Où souffrez-vous? — Ne pas attacher une importance absolue à la réponse; car, à son insu, le malade se trompe quelquefois sur le siège véritable du mal (irradiations nerveuses).

Souffrez-vous continuellement ou par instants seulement? Souffrez-vous lorsque vous buvez froid? chaud? Souffrez-vous tout d'un coup, sans cause apparente? Souffrez-vous la nuit? La douleur est-elle sourde, toujours la même? Avez-vous des élancements?

Les réponses permettent de déterminer si les douleurs sont spontanées ou provoquées, différence essentielle entre la carie non pénétrante et la carie pénétrante. Les élancements sont pathognomoniques de l'abcès.

Avez-vous déjà souffert des dents? — Question importante, parce que, en cas d'affirmative, et s'il y a eu des extractions antérieures, la réponse permet quelquefois de soupçonner la présence d'une racine cassée, d'asseoir le diagnostic du 4e degré.

Il faut profiter de cet instant pour s'enquérir de la *profession* (liseré, stomatite, érosions), de l'*âge* du patient (éruption des dents, accidents de dent de sagesse).

Chez la femme, il est souvent utile d'être fixé sur l'état de *grossesse*, de *menstruation* ou de *ménopause* (extractions, gingivites, névralgies périodiques, pyorrhée alvéolaire).

Il y a des facteurs moins importants, mais qu'il ne faut pas négliger, c'est l'*hérédité*, les *maladies générales antérieures*.

II. — Examen de la bouche.

La *vue* donne déjà des renseignements précieux en cas de stomatite, de périostite. Elle permet de constater la *coloration* de la dent (couleur gris noirâtre dans le 4e degré), les *pertes de substances* plus ou moins considérables, les érosions, les fluxions, les abcès. Dans ce dernier cas, le *toucher* aide puissamment au diagnostic, en décelant la *fluctuation*.

L'*exploration* à la sonde, la *percussion* avec le manche d'un instrument,les irrigations *chaudes* ou *froides*, l'odeur perçue fixeront vite le diagnostic de la carie (voy. ce mot), en donnant des renseignements précis sur l'état de la pulpe. L'examen de la bouche doit être pratiqué d'une façon méthodique en commençant par le fond de l'arcade et en inspectant successivement toutes les dents.

III. — Interprétation. — Lorsque tous les éléments du diagnostic sont recueillis,il faut les interpréter.

Le diagnostic est quelquefois évident (signes pathognomoniques), mais il n'en est pas toujours ainsi. C'est alors que le praticien, repassant attentivement tous les signes observés, les contrôlant au besoin, les comparant, calme, se méfiant surtout de ses premières impressions, formule son diagnostic. Il est toutefois des cas où l'évolution de l'affection ne permet pas de poser un diagnostic ferme. Il faut, dans ce cas, instituer un traitement d'attente (traitement mercuriel, obturations provisoires).

DIASTOLIE. — Anomalie des maxillaires,constituée par une augmentation du diamètre transversal.

DOULEUR. (Voy. *Odontalgie*.)

DOUVE des mâchoires. — Jabez Hogg rapporte une observation curieuse.

Malgré l'extraction d'une molaire, une servante continuait à souffrir d'abcès dentaire et de névralgies faciales. Une bohémienne lui conseilla d'enfumer le ver avec des graines de jusquiame. Huit petits vers tombèrent en effet.

Les douleurs recommencèrent quelque temps après et la servante recommença les fumigations, mais cette fois devant un médecin qui envoya à Hogg cinq vers expulsés par une série d'abcès dentaires.

Hogg reconnut qu'on se trouvait en présence de la douve (*Fasciola hepatica*) (Morestin).

E

EAU OXYGÉNÉE ou *peroxyde d'hydrogène*. H_2O_2.
— Antiseptique précieux en chirurgie dentaire ; on l'emploie pure, après les extractions (hémostatique), dans le traitément des canaux radiculaires, dans le traitement de la pyorrhée, en injections intra-alvéolaires. En bains de bouche, on l'emploie à 5o p. 100 dans l'eau, pour le traitement des diverses stomatites.

On peut employer aussi l'eau oxygénée boriquée, qui est plus stable.

EAU STÉRILISÉE (anesthésie locale). — L'eau stérilisée, en injections hypodermiques, amène l'anesthésie locale (anesthésie hydrique). On se servira d'eau stérilisée bouillie.

Après avoir désinfecté le champ opératoire, on fait les piqûres (voy. *Cocaïne*). Ces piqûres étant particulièrement douloureuses, on peut faire auparavant un léger badigeonnage de cocaïne à saturation.

A mesure que l'eau s'introduira sous l'épiderme ou dans le tissu cellulaire sous-cutané, on verra se former une saillie qui disparaîtra rapidement.

L'anesthésie hydrique a un immense avantage, c'est que le produit injecté n'a aucune toxicité.

On l'emploie généralement chez les sujets nerveux ou cardiaques qui veulent absolument la cocaïne. Tout en paraissant céder au vœu du patient, le praticien conjure les accidents possibles, et ne lui fait pas perdre les bénéfices de l'anesthésie.

ECCHYMOSE(ἐκ, hors de ; χυμός, humeur). — Epanchement sanguin sous-jacent.

ECTROPION des lèvres. (Voy. *Lèvres* [*Vices de conformation*].)

ECZEMA (ἐκζεῖν, bouillir). — Affection de nature inflammatoire, aiguë, subaiguë ou chronique, caractérisée par des rougeurs, des vésicules, des croûtes ou des squames, apparaissant successivement ou simultanément, contenant une sécrétion de nature variable. Démangeaisons. Desquamation épidermique.

Eczéma de la face.

Eczéma des lèvres. — Chez les enfants, *eczéma orbiculaire rayonné* des commissures.

Eczéma orbiculaire des lèvres, par suite de l'emploi simultané du savon et d'une poudre dentifrice au salol. (Voy. ce mot.)

Eczéma impétigineux de la lèvre supérieure (follicules pileux). Vésicules, pustules, croûtes.

On a décrit, en outre, l'eczéma séborrhéique des lèvres (surtout de la lèvre inférieure).

Eczéma de la muqueuse palatine.

ÉDENTÉS (Névralgie des). (Voy. *Névralgies.*)

ÉLECTRICITÉ. — Anesthésie locale.

Extractions. — L'emploi de l'électricité comme anesthésique local a été proposé par MM. Regnier et Didsbury. L'électrode correspondant à la dent à enlever est constituée par une empreinte en stent, revêtue à l'intérieur de poudre métallique et d'une mince feuille d'étain enduite d'une couche de pâte d'amiante humide (afin d'absorber la chaleur produite par le courant).

Les auteurs emploient les courants de haute fréquence et de haute intensité, ils ont obtenu ainsi des extractions rigoureusement indolores des incisives, des canines et de prémolaires après une application électrique de 3 à 5 minutes avec une intensité de 150 à 200 milliampères.

Pour les grosses molaires, il faut une intensité de 200 à 250 milliampères et une application de 8 à 10 minutes.

Cependant, en cas de périostite, on n'obtient pas de résultat satisfaisant et il faudrait s'adresser à la *cataphorèse*. (Voy. ce mot.)

Electricité en art dentaire. — Francis, Foulon, Marshall, Foveau de Courmelles, Poinsot, Papot, ont mis au point la question de l'électricité en art dentaire.

Diagnostic. — Sur l'existence de la pulpe d'une dent obturée. Si la pulpe existe, une petite intensité amènera de la douleur. Si la pulpe est mortifiée, une grande intensité ne sera pas perçue.

Traitement. — *Destruction de la pulpe et des filets radiculaires*. — On introduit dans le canal une aiguille reliée au pôle négatif.

Pulpite aiguë.— Electrode + appliquée sur la dent; électrode— appliquée sur le côté correspondant du cou. Pulpite aiguë sans carie : même traitement pendant 3 jours (Marshall).

Quatrième degré et complications. — Applications pendant 10 minutes. Intensité 3 milliampères.

Electrode négative, en pôle perdu, avec tampon imbibé d'eau salée.

Electrode positive, en forme d'aiguille introduite dans le canal. En cas de kyste, d'abcès, dépasser l'apex avec l'aiguille.

Le kyste se trouve transformé en nodule sclérosé. L'intensité du courant doit toujours être progressive (Foulon).

Gingivites. — Application sur la gencive de l'électrode positive en forme de plaque. Courant de 5 milliampères (Poinsot).

ÉLÉVATEUR ou **PIED-DE-BICHE**. — Instrument

servant à extraire les racines. Il se compose d'une tige montée dans un manche, et portant à son extrémité une partie plus ou moins coudée, terminée par une gouttière, un mors.

INDICATIONS. — Racines excavées, dont on n'aperçoit pas les bords.

TECHNIQUE OPÉRATOIRE. — Se placer à gauche et en avant du malade, pour les dents de gauche ; à droite et en arrière, pour celles de droite.

Placer le mors de l'élévateur entre la dent et l'alvéole. Le faire glisser en l'enfonçant, puis, à ce moment, relever l'élévateur en poussant vers le bord opposé de façon à projeter la racine.

Cet instrument, très précieux lorsqu'on sait s'en servir, doit être manié avec précautions. Il peut glisser et blesser la langue ou la joue. Il faut toujours avoir le coude au corps, de façon à être absolument maître de son effort, à le limiter.

D'autre part, le pouce ou le doigt de la main gauche introduit dans la bouche du patient pour maintenir le maxillaire doit être garni de compresses, de façon à éviter sa blessure par l'élévateur.

ÉLIXIRS. (Voy. *Dentifrices.*)

EMPHYSÈME (ἐν, dans, φῦσα, souffle). — Pénétration de l'air ou d'un gaz dans un tissu. (Voy. *Sinus maxillaire.*)

EMPREINTE. — L'empreinte est le moulage d'un maxillaire ou de la partie du maxillaire qui doit supporter un appareil.

La prise de l'empreinte est une opération extrêmement importante. C'est le point de départ et la base du futur appareil, qui, quelque bien fait qu'il soit, n'ira jamais si l'empreinte est défectueuse.

L'empreinte se prend au moyen d'une *substance* à *empreinte* placée dans un *porte-empreinte.*

Porte-empreinte . — *Du haut,* en forme de demi-cuvette, *du bas*, en forme de gouttière.

Il y a des porte-empreinte *spéciaux* pour les édentés, avec différentes dépressions correspondant aux parties édentées, des porte-empreinte *partiels*.

Ces porte-empreinte sont généralement en melchior ou en cuivre nickelé. Ils sont munis d'un manche, qui permet à l'opérateur de les maintenir dans la bouche.

Substance à empreintes. — **Godiva ou Stents.** — Substance très employée. Se compose de cire jaune, résine et gutta-percha. Différents numéros se durcissent plus ou moins vite.

Avantages. — Bien tolérée, de maniement facile.

Inconvénients. — Déformations possibles pour les dents à collet étranglé. Contraction du godiva. Pour lutter contre ce dernier inconvénient, laisser refroidir le plus possible dans la bouche. Une bonne précaution consiste à enduire de vaseline la partie sur laquelle on va prendre l'empreinte. La sortie de la bouche est ainsi facilitée (surtout pour les dents mobiles), de plus, le modèle en plâtre est bien plus net.

Le godiva neuf adhère trop aux dents. Le godiva vieux exige trop de pression, occasionne des déformations. Il faut donc, de temps en temps, mettre un peu de godiva neuf dans l'ancien pour maintenir sa plasticité.

Antisepsie. — Très importante et peut-être trop négligée. On conçoit la quantité de germes pathogènes qui peuvent être transmis par du godiva ayant servi à plusieurs empreintes (syphilis, tuberculose, etc.). Dans notre pratique, nous n'hésitons pas à maintenir le godiva pendant quelques minutes dans une solution chaude de sublimé. Il faut surtout malaxer la substance, de façon à ce que l'antisepsie puisse être complète. Nous n'avons pas observé d'altération notable du godiva.

Le porte-empreinte doit être nettoyé, poli et surtout flambé après chaque essai dans la bouche.

Plâtre. — N'employer que du plâtre d'albâtre très fin et bien calciné. Pour obtenir un durcissement plus rapide, on gâche le plâtre avec de l'eau salée ou du sulfate de potasse à 3 p. 100.

Avantage. — Pour les muqueuses très molles, empreinte très fine, très exacte.

Inconvénients.— Mal toléré, il produit des nausées. Dilatation. Difficulté de reconstituer les morceaux cassés.

Cire. — N'est guère employée à cause de son durcissement très lent et des déformations du tirage.

Gutta-percha. — Il en est de même.

Préparation de la substance à empreinte. — Godiva. — Le godiva est ramolli dans l'eau chaude. On prend le porte-empreinte, et on place dans la cuvette la quantité voulue de godiva, en ayant soin de ne pas en mettre trop, surtout pour le haut, à cause des nausées.

Plâtre. — Pour le faire tenir dans le porte-empreinte, on peut faire tomber des gouttes de cire fondue qui serviront à le faire adhérer, ou bien du coton collé au porte-empreinte par du vernis retiendra dans ses fibres le plâtre qu'on y versera.

En tous cas, une précaution indispensable pour les empreintes du maxillaire supérieur consiste à empêcher la chute du plâtre dans la gorge. On arrive à ce résultat en garnissant l'extrémité postérieure du porte-empreinte d'une petite bordure de cire.

Ces précautions prises, il faut préparer le plâtre, éviter les grumeaux, et le verser dans le porte-empreinte, lorsqu'il a la consistance d'une crème.

Position. — **Maxillaire supérieur.** — Patient. — Assis d'aplomb, la tête un peu en arrière et solidement placée dans la têtière.

Opérateur. — En arrière et à droite, la tête du patient dans le bras gauche.

Maxillaire inférieur. — Patient. — Comme plus haut ; mais la tête droite, d'aplomb.

Opérateur. — En face et à droite, dominant le patient.

Prise de l'empreinte. — Recommandations préalables. — Certains patients croient qu'ils doivent mordre sur le porte-empreinte, de façon à enfoncer, à prendre l'empreinte eux-mêmes. Il faut recommander au patient de ne faire aucun mouvement des mâchoires, de se contenter d'ouvrir la bouche, et de respirer largement.

Pour lutter contre les nausées produites par la prise de l'empreinte, il faut d'abord ne pas mettre trop de substance plastique et faire pencher la tête en avant, le menton sur la poitrine. Nous avons obtenu de bons résultats en faisant respirer de l'alcool camphré. Des inspirations larges et répétées peuvent suffire ; mais il y a un moyen héroïque, les badigeonnages de cocaïne.

Introduction du porte-empreinte. — Introduire d'abord un côté par un mouvement tournant, puis introduire l'autre côté, en écartant prudemment les lèvres du patient.

Mise en place. — Temps très important. Dégager les joues et les lèvres. S'assurer que les extrémités postérieures du porte-empreinte sont bien placées et que le manche correspond à l'axe de la figure du patient.

Enfoncement. — Il doit être lent, progressif, de façon à éviter les déformations de la muqueuse. Il faut enfoncer le porte-empreinte d'aplomb.

Pour le maxillaire inférieur, on enfonce avec les deux pouces placés sur le porte-empreinte au niveau des molaires, les autres doigts maintenant le maxillaire extérieurement des deux côtés.

Pour le maxillaire supérieur, ce ne sont plus les

pouces, mais les doigts de chaque main qui opèrent l'enfoncement.

En outre, lorsque l'enfoncement est suffisant, il faut comprimer contre les gencives la substance plastique. On y arrive, soit directement, soit en appuyant sur les lèvres ou la joue. Cette pression doit être modérée, de façon à ne pas amener l'ébranlement de l'empreinte elle-même.

Plâtre. — Le principe de l'enfoncement est le même, mais la pression doit être plus douce. En outre, il faut d'abord enfoncer légèrement la partie postérieure puis combiner les mouvements d'enfoncement et de redressement en avant du porte-empreinte, de façon à ce que l'excès de plâtre et les bulles s'échappent en avant.

DURCISSEMENT. — Il faut [un juste milieu. Trop plastique, la substance donnera une empreinte infidèle; trop dure, il y aura encore des difficultés de sortie et certaines dents branlantes pourront être fort compromises. La vaseline rend à cet égard [de sérieux services.

Plâtre. — On se rend compte du degré de durcissement au moyen d'un morceau de plâtre témoin.

ENLÈVEMENT DU PORTE-EMPREINTE. — De même que l'enfoncement du porte-empreinte a dû être fait d'aplomb, de même son enlèvement doit être fait d'aplomb, dans le sens des dents, sous peine de tirage, de déformations.

Une empreinte bien prise peut être à cet instant précis complètement compromise.

L'enlèvement du porte-empreinte se fait au moyen du manche, franchement. Pour le haut, l'adhérence peut-être assez forte, il faut alors soulever la joue, pour permettre l'introduction de l'air entre la muqueuse palatine et l'empreinte qui se détache alors facilement. On sort le porte-empreinte de la bouche par un mouvement tournant.

Plâtre. — La plupart du temps, le plâtre se casse en fragments plus ou moins nombreux qu'il faut recueillir précieusement. On reconstitue ensuite l'empreinte avec ces fragments.

Empreinte pour une dent à pivot. — On prend l'empreinte avec un porte-empreinte partiel, portant sur 3 ou 4 dents seulement.

Le point important est d'obtenir la direction et la profondeur du canal qui doit porter le futur pivot. On y arrive de deux façons :

1º On se sert d'un porte-empreinte spécial, portant une tige mobile.

En prenant l'empreinte, on met dans le canal la tige qui se place d'elle-même dans la position exacte. On la fixe alors avec une petite vis et on laisse durcir l'empreinte.

2º On place dans le canal un pivot, assez long et, sur la partie faisant saillie, on fait des encoches. On prend alors l'empreinte. Le pivot, maintenu par les encoches dans la substance plastique, est entraîné par l'empreinte.

EMPYÈME (εν, dans ; πῦον, pus). — Collection purulente. (Voy. *Sinus maxillaire.*)

ENANTHÈME (έν, dans ; άνθημα, efflorescence). — Eruption sur une muqueuse.

Enanthème du voile du palais (rougeole).

EPISTAXIS. — Hémorragie nasale.

ÉPITHÉLIOMA. — Tumeur maligne, phagédénique. Prolifération des cellules épithéliales.

Plus un épithélioma se rapproche de la peau, plus il est bénin ; plus il se rapproche de la muqueuse, plus il est grave.

Muqueuses. — Plus la muqueuse se rapproche du type cylindrique, plus le cancer est grave ; plus elle se rapproche du type aplati, plus il est bénin.

Donc, par ordre de gravité : cancer de la peau (cancroïde) ; — cancer des lèvres ; — cancer de la langue.

(Voy. *Gencives et Bord alvéolaire, Joues, Langue, Lèvres, Voûte palatine et Voile du palais, Sinus maxillaire.*)

EPULIS. (Voyez aussi *Bord alvéolaire* et *Gencives*.) Tumeur conjonctive, d'origine osseuse (*ostéo-sarcôme à myéloplaxes*) implantée au niveau du collet ou du fond de l'alvéole, refoulant la gencive et les dents.

ETIOLOGIE. — Irritations locales ; fracture, gingivite, carie. Eruptions dentaires difficiles.

On l'observe plus fréquemment chez la femme et au maxillaire inférieur. La question d'âge (15 à 25 ans) n'a rien d'absolu.

SYMPTÔMES. — Au début, ils passent inaperçus, s'il y a un écartement suffisant des dents au niveau du point d'implantation.

Si la tumeur évolue dans la profondeur, elle provoque une sensation de tension, de gêne. La tumeur elle-même, toute petite d'abord, devient grosse comme un pois, une cerise, et souvent bien plus ; elle refoule la gencive, la joue.

Elle est ordinairement pédiculée; sa couleur et sa consistance varient. Elle n'est pas douloureuse, mais très gênante.

TRAITEMENT. — Ablation de la tumeur. Curetage du bord alvéolaire.

ERGOT DE SEIGLE. — Hémostatique.
Vaso-constricteur énergique.

On ne doit jamais l'employer chez une femme enceinte.

DOSE. — Poudre d'ergot en paquet de 50 centigr. De 1 à 3 gr. par jour.

Ergotine de Bonjean. — Extrait aqueux d'ergot.
10 à 15 centigr. en pilules.

Injections hypodermiques d'une solution à 1/5 dans l'eau ou la glycérine.

Ergotinine de Tanret. — Alcaloïde de l'ergot de seigle.

Dose. — 1/4 à 1 milligramme en solution hypodermique ou en sirop.

ÉROSIONS. — **Erosion congénitale.** — Anomalie de structure de la dent caractérisée par une usure, une corrosion de la couronne.

L'érosion est due, soit à un arrêt de calcification du follicule par suite d'une maladie générale, soit à la syphilis héréditaire, elle affecte toujours les dents homologues. Les dents permanentes le plus souvent atteintes, le sont dans l'ordre suivant : première grosse molaire, incisives inférieures et supérieures, canines, petites molaires.

Types. — L'érosion peut affecter des types différents, une ligne, un trait, un sillon, des points plus ou moins groupés (*érosion en cupules*).

Ces points peuvent former une érosion qui s'étend en hauteur (*érosion en nappe*). S'il y a en même temps des sillons, on a l'érosion *en escalier*. La même dent peut donc porter des érosions différentes. Lorsque plusieurs dents sont marquées, la distance entre l'érosion elle-même et le bord libre de la dent varie suivant l'état de formation de l'émail dans chaque dent, au moment où s'est produite la cause déterminante des érosions.

Dent en gâteau de miel. — Les érosions multiples sont si prononcées que la dent perd ses caractères distinctifs, elle est recroquevillée, informe.

Erosion d'Hutchinson. — Signe pathognomonique de la *syphilis héréditaire*. (Voy. ce mot.) Elle est caractérisée par une échancrure semi-lunaire du bord libre de la dent, qui affecte les incisives centrales permanentes.

Dans une 2e forme, ces incisives sont érodées en pointe (*dent en tournevis*). Elles convergent l'une vers l'autre.

Erosion chimique (Frey). — Défectuosité cunéiforme. Processus par lequel les tissus durs de la dent sont rongés, détruits.

Etiologie. — Michaëls attribue l'érosion aux sulfocyanures alcalins contenus dans la salive secrétée par les glandules salivaires labiales. C'est la *théorie chimique*.

Cruet incrimine les poudres dentifrices, le brossage trop énergique des dents, *théorie mécanique*.

Znamensky croit que l'érosion a pour point de départ une modification de la substance organique de l'ivoire.

En tous cas, il y a un facteur certain, c'est l'arthritisme goutteux.

Ordre de fréquence : face labiale interstitielle, linguale. Les dents antérieures et celles du côté droit (canines, incisives, prémolaires).

Le maxillaire supérieur est plutôt atteint. L'homme plus souvent que la femme ; l'âge moyen est de 35 à 5o ans ; les climats chauds et humides prédisposent à l'érosion.

Symptômes.— L'érosion commence souvent au collet par un petit point, qui se creuse, gagne en longueur, finit quelquefois par faire le tour de la dent et la décapiter.

Celle-ci offre de la sensibilité au chaud et au froid, aux acides, au toucher.

L'érosion peut-elle servir de mode de début à la carie du collet? Frey (1) a prouvé qu'il y a antagonisme entre la dent prédisposée à la carie par sa faiblesse calcaire ou sa richesse organique et la dent prédisposée à l'érosion par sa richesse calcaire et sa faiblesse organique. Par conséquent, hors le cas d'exception, l'érosion n'est pas un mode de début de la carie du collet.

Traitement. — Contre la sensibilité de l'érosion :

Cautérisation au chlorure d'antimoine (Michaëls), au nitrate d'argent (noircit les dents).

Aurifications.

Traitement général antiarthritique.

(1) Frey, *Congrès dentaire international de Paris*, 1900.

ÉRUPTION. — Accidents dus à l'éruption des dents. **Éruption des dents de lait.** (Voy. *Dent* [*Éruption*].)

Accidents locaux : gonflement, tension des gencives, ecchymoses, douleurs locales, insomnies. Ces douleurs sont dues à la compression du sac folliculaire et des nerfs dentaires ; elles sont donc d'origine profonde (Besson), poussées fébriles. L'inflammation de la muqueuse, surtout pour les molaires, peut s'étendre secondairement à la gorge ; l'enfant a une toux rauque, sèche, impressionnante (toux de dents). Il suffira d'inciser la gencive, pour voir disparaître l'inflammation de la gorge. Cependant il faut réserver l'incision pour les cas urgents, car la cicatrisation consécutive à l'incision offre plus de résistance aux poussées ultérieures de l'éruption. Il faut donc s'adresser de préférence aux calmants (sirops de dentition). Des applications locales de teinture d'iode fraîche donnent d'excellents résultats (Loup, Besson).

Exceptionnellement, l'éruption des dents de lait, chez les enfants faibles et scrofuleux, nés de parents tuberculeux, peut amener la suppuration aiguë du maxillaire et des nécroses très étendues.

Accidents généraux. — Ils accompagnent l'éruption des dents de lait, consistent en vomissements, diarrhées persistantes, convulsions, méningites, éruptions cutanées. Ils ne sont pas dus à l'évolution elle-même : celle-ci n'agit que comme cause occasionnelle sur un organisme prédisposé. La véritable cause des accidents réside dans l'organisme qui, soit par hérédité, soit par des troubles de nutrition, est en état de moindre résistance.

Sirop de dentition.

℞ Safran...................................... 3 gr.
Tamarin.................................... 30 —
Miel....................................... 200 —
Eau.. 100 —
(DELABARRE.)

℞ Glycérine............................... 20 gr.
 Borate de soude....................... 1 —
 Chlorhydrate de cocaïne............... 0,05
 Laudanum de Sydenham................ II gouttes.

℞ Baume de tolu........................ 1 gr.
 Safran................................ 1 —
 Borate de soude....................... 1,25
 Vanilline............................. 0,10
 Codéine.............................. 0,05
 Chlorhydrate de cocaïne............... 0,15
 Sirop de miel......................... 40 gr.
 Glycérine............................ 210 —

Tremper la pulpe du doigt dans ce mélange et frotter doucement les gencives.

(COMBY.)

Teinture d'iode.

Racine de guimauve.

Bains tièdes pour calmer l'enfant.

La gingivite, que l'on observe souvent chez les enfants au moment de l'éruption, doit être combattue par des lavages antiseptiques et alcalins.

℞ Chlorate de potasse................. 5 gr.
 Bicarbonate de soude................. 5 —
 Eau bouillie......................... 150 —

Faire matin et soir un lavage de la bouche avec un tampon de ouate hydrophile trempé dans cette solution (Comby).

On se trouvera bien également des attouchements avec :

℞ Teinture d'iode...................... 1 partie.
 Glycérine............................ 2 parties·

Eruption des 1res grosses molaires. — Il y a rarement des accidents. On observe un gonflement local plus ou moins douloureux et quelquefois, dans les bouches mal entretenues, des gingivites.

Eruption des dents permanentes. — Elle est précédée de la chute des dents de lait.

Ce phénomène entraîne l'accroissement du maxillaire en largeur (incisives) et en avant (prémolaires).

Les accidents, rares, consistent en gingivites ou stomatites.

Les accidents locaux consistent dans les anomalies de position des dents.

Eruption des 2es grosses molaires. — Dents de 12 ans.

Les accidents sont rares. On peut noter un peu de trismus.

Eruption de la dent de sagesse. — **Accidents provoqués par son éruption.**

ETIOLOGIE. — Epaisseur, résistance des gencives, espace insuffisant entre la 2e grosse molaire et la branche montante, d'où les phénomènes inflammatoires.

Développement excessif de la 2e grosse molaire.

La principale cause est l'infection putride locale au cours de l'éruption.

Les accidents sont bien plus fréquents au maxillaire inférieur. Le sexe masculin est atteint plus souvent.

SYMPTÔMES. — Les accidents inflammatoires portent sur la muqueuse : irritation, inflammation, angine, stomatite ulcéro-membraneuse.

Sur l'os, périodontite, ostéite hypertrophiante, suppurée.

Ces accidents éclatent quelquefois d'emblée.

Il y a de l'adénite sous-maxillaire, de la constriction des mâchoires.

Les accidents nerveux vont de pair : névralgies très douloureuses, bourdonnements d'oreilles. L'état général est affecté.

Si la dent de sagesse pousse dans une direction vicieuse, on peut constater des ulcérations de la langue ou de la joue.

De toute façon des complications peuvent survenir: adéno-phlegmons, otites, mastoïdites, accidents septiques, nécrose du maxillaire.

Diagnostic. — Facile, si l'on considère l'âge (18 à 25 ans), le siège de la lésion, son unilatéralité.

Pronostic. — Réservé, car les accidents peuvent durer très longtemps.

Il nous a été donné d'observer, dans le service de notre maître M. le Professeur Sébileau, un adéno-phlegmon à forme lente, prolongée et continue, procédant par poussées successives, qu'on a opéré trois fois.

Cet adéno-phlegmon était un accident provoqué par l'éruption d'une dent de sagesse.

Traitement. — Excision du bourrelet de gencive au thermo-cautère. Extraction de la 2e grosse molaire ou de la dent de sagesse.

Nous devons rappeler à ce sujet que l'extraction préventive de la 1re grosse molaire, presque fatalement vouée à la carie, est pratiquée en vue des accidents de la dent de sagesse, celle-ci ayant alors un espace suffisant pour son éruption.

Cette théorie a ses partisans. Nous pensons néanmoins qu'on ne doit pratiquer l'extraction de la 1re grosse molaire que lorsque tous les moyens thérapeutiques ont échoué et autant que possible après l'éruption de la 2e grosse molaire.

L'extraction systématique de la 1re grosse molaire saine est une mutilation. Il en résulte un manque de symétrie des maxillaires, leur développement étant intimement lié à celui des dents elles-mêmes.

Pâte contre les accidents de la dent de sagesse. — Irriguer les tissus enflammés, puis on place dans les culs-de-sac une pâte composée d'eucalyptol et d'aristol. (A.-H. Pelh.)

Anomalies de l'éruption. — Eruption précoce. — Certains enfants ont des dents en naissant.

Pseudo-éruption précoce. (Voy. *Folliculite expulsive.*)

Eruption tardive. — Influence de l'alimentation artificielle, de l'hérédité.

On a observé une éruption d'incisive à 85 ans.

ESCHARE (ἐσχαρα, foyer). — Foyer de mortifica-tion, dans une partie vivante de l'organisme.

Eschares produites par l'application intempestive de l'acide arsénieux et très rarement par les réfrigérants.

ESQUILLE (σχιζα, fragment). — Fragment d'os. Sou-vent, à la suite d'une extraction laborieuse, la douleur persiste anormalement.

Presque toujours, il s'agit d'esquilles qui lèsent les tissus et entretiennent l'inflammation. Ces douleurs sont particulièrement douloureuses.

Traitement. — Il suffit de sonder minutieusement l'alvéole et d'enlever les esquilles, pour voir rapidement tout rentrer dans l'ordre.

ESSENCES. — Huiles volatiles, provenant de la dis-tillation des plantes.

Essence de cannelle. — Elle est extrêmement anti-septique. Son emploi se trouve donc indiqué, surtout pour l'antisepsie des canaux radiculaires, et après as-séchement à l'air chaud.

Essence de géranium. — Peut être substituée à la précédente ; on l'a employée associée au formol. (Voy. ce mot.)

Essence de girofles. —Quoique moins antiseptique, elle est très employée en thérapeutique dentaire, à cause de ses propriétés odontalgiques. (Voy. *Odontalgie.*)

Lugenum.— Extrait concentré d'essence de girofles.

Essence de menthe. — Elle est employée non seule-ment à cause de son parfum, mais à cause de ses pro-priétés antiseptiques.

ÉTHER. $C^3H^{10}O^2$. — Découvert par Valerius Cor-dius.

Anesthésie par l'éther.

Mode d'administration. — Avec le masque.

1º Méthode massive ;

2º Méthode graduelle, préférable.

CONTRE-INDICATIONS.

1º Action vaso-dilatatrice ;

2º La grande quantité qu'il faut employer ;

3º Sa volatilité, son inflammabilité (thermo-cautère) ;

4º L'éther est contre-indiqué chez les bronchitiques, les emphysémateux, les asthmatiques, les artério-scléreux et dans toutes les maladies des reins.

EUCAINE. — Éther méthylique de l'acide benzol-méthyl tétraméthyl et oxypipéridine-carbonique.

Expérimentée par Pouchet, Hernette, Reclus, Touchard.

Le manuel opératoire de *l'anesthésie locale* par l'eucaïne est le même que celui de la cocaïne. On emploie une solution de 1 p. 100 de chlorhydrate d'eucaïne dans l'eau tiède. On attend 5 minutes. Le patient peut rester assis.

La durée et l'intensité de l'anesthésie eucaïnique sont égales à celles de la cocaïne.

A dose égale, les troubles provoqués par l'eucaïne seraient moindres qu'avec la cocaïne, mais en revanche les accidents surviennent brusquement, sans prodrômes. Agir avec beaucoup de prudence.

EXANTHÈME (ἐξ, hors ; de ἄνθος, fleur).
Exanthème lingual. Symptôme des fièvres éruptives.

EXTRACTION (*Ex trahere*, tirer hors de). — Opération qui consiste à sortir une dent ou une racine de son alvéole.

INDICATIONS. — Vu les progrès de la thérapeutique dentaire, on ne doit extraire, en principe, que les dents qu'il est impossible de soigner, ou qui, résistant à tous les traitements, continuent à être infectées et pourraient donner lieu à des accidents. On doit extraire aussi les racines infectées, qui peuvent provoquer des abcès, les chicots, qui excorient la langue ou les joues.

Quant aux dents de lait, il ne faut enlever que celles

qui opposent une trop grande résistance et sont la cause de déviations de la dent de remplacement. Il faut toujours avoir présente à l'esprit la chronologie de l'éruption (voy. *Dent*), de façon à ne pas provoquer postérieurement, par une extraction intempestive, des anomalies de place. Néanmoins, de même que pour les dents de 2ᵉ dentition, les dents de lait doivent être sacrifiées, si l'on redoute des accidents infectieux dont elles sont le point de départ.

Contre-indications. — Hémophilie, glycosurie. Cardiaques, nerveux.

L'hémophilie est une contre-indication absolue. Pour le reste, il y a des cas où l'humanité le dispute à la prudence. Il faut alors s'entourer de toutes les précautions possibles et, en particulier, exiger l'avis du médecin de la famille.

Quant à la grossesse, il faut s'abstenir dans les trois derniers mois. Le danger réside plutôt dans le choc opératoire, de même que pour la lactation et la menstruation.

Or, on supprime le choc opératoire par l'anesthésie, et on arrive à supprimer même l'émotion, en dominant la patiente par le calme et la présence d'esprit indispensables à tout chirurgien.

Attitude du patient. — *Dents du haut*. — Le fauteuil élevé autant qu'il est nécessaire, la tête renversée en arrière.

Dents du bas. — Fauteuil baissé, le plus possible. Position assise normale.

Attitude du chirurgien. — *Dents du haut*. — A droite du patient, le bras gauche entourant sa tête.

Dents du bas. — Le chirurgien doit dominer le patient, au besoin en montant sur un escabeau. Il se place en avant du patient, un peu à sa droite. S'il se sert du bec-de-faucon ou de l'élévateur, il se place à gauche du patient, pour les grosses molaires gauches; à droite, pour celles de droite. De toute façon, il doit maintenir la tête du patient avec la main ou le bras gauche.

Précautions préliminaires. — Antisepsie des instruments et des mains de l'opérateur. Faire rincer la bouche du patient avec une solution antiseptique.

Sonder la racine de la dent à extraire. Ce temps de l'opération est très important, surtout pour les racines découronnées et quelquefois recouvertes par la gencive.

La dent à extraire ayant été bien sondée, bien examinée, on choisit le davier que l'on doit avoir bien en main.

Une précaution très utile, surtout pour les racines excavées, consiste à placer le pouce entre les deux branches du davier, près de la charnière. Les efforts de l'extraction tendent, en effet, à fermer les mors qui écrasent la racine.

Cette petite précaution, fort pratique, évite bien des ennuis.

Extraction. — Elle se fait en plusieurs temps.

1º PLACER LES MORS DU DAVIER. — C'est le temps le plus important, c'est de lui que dépend l'extraction. Si on a eu soin d'examiner la racine à la sonde et de prendre des points d'orientation, le placement des mors se fait vite.

2º ENFONCER. — Il faut enfoncer. Bien des échecs sont dus à l'inobservance de ce principe. Nombre d'étudiants n'osent pas enfoncer, craignant probablement de faire souffrir le patient. C'est un calcul faux, car presque toujours la dent casse, l'extraction devient laborieuse et le patient souffre plus que si l'extraction avait eu lieu d'abord.

3º LUXER LA DENT. — Les mouvements varient suivant les dents à extraire. Ils doivent être faits uniquement avec le poignet et non pas avec le bras. (Voy. plus loin.)

4º EXTRAIRE. — Tirer la dent de l'alvéole.

Extraction particulière de chaque dent. —

Maxillaire supérieur.— Incisives centrales, latérales, canines.— Davier droit.

Enfoncer le davier, surtout pour la canine.

Mouvements de rotation. Penser que l'apex fait un léger crochet; fuit le centre.

Prémolaires. — Davier un peu courbe.

Enfoncer les mors profondément. La dent sort quelquefois sans effort.

Mouvements de luxation de dehors en dedans. Extraire en dehors.

Pour la 1re prémolaire, faire des mouvements de luxation retenus, de façon à ne pas casser une des deux racines.

Grosses molaires. — Davier, dont le mors externe porte deux sillons pour les 2 racines externes et le mors interne un seul sillon pour la racine palatine.

Placer soigneusement les mors. La pointe du mors externe doit être placée entre les 2 racines externes, au collet. Ce point doit avoir été préalablement exploré à la sonde.

Mouvements en dehors, pour détacher la racine palatine; en dedans, pour détacher les deux racines externes, Donc, mouvements alternatifs de dehors en dedans. Extraire en dehors.

Maxillaire inférieur. — Incisives centrales. latérales, canines. — Davier, dont les mors sont un peu courbés par rapport aux branches.

On enfonce les mors, on fait des *mouvements* de rotation et on extrait.

Les mouvements de rotation sont indiqués pour les canines. Pour les incisives, on peut faire quelques légers mouvements d'avant en arrière.

Prémolaires.—Daviers.—1º *Davier droit* permettant d'opérer en face du sujet, de mieux voir la dent à extraire.

2º *Bec-de-faucon.* — Le point d'application du mors est, comme pour le davier droit, sur le collet; mais la force, au lieu de s'exercer en avant, s'exerce sur le

côté, et constitue ainsi un levier d'une force énorme.
C'est surtout pour le bec-de-faucon qu'il faut mettre le
pouce entre les deux branches du davier, près de la
dent, car si la dent est excavée, elle s'écrase très facilement.

Enfoncer franchement avec le pouce de la main
gauche.

Mouvement de dehors en dedans. Extraire.

1re et 2e Grosses molaires. — Davier droit ou bec-
de-faucon dont les mors pénètrent entre les 2 racines.
Mêmes observations que ci-dessus.— Le bec-de-faucon
Contenau, dont les mors sont moins incurvés, offre plus
de sécurité. Il expose moins aux fractures, à l'écrase-
ment.

Dent de sagesse. — Davier spécial. Davier droit.
Luxation de dehors en dedans. Extraire en dedans.

Le plus souvent on se sert de la *langue de carpe*
(voy. ce mot), que l'on introduit entre la 2e grosse molaire et la face antérieure de la dent de sagesse. Pénétrant aussi profondément que possible, on tourne la
manette de l'instrument. La lame, prenant point d'appui
sur la 2e grosse molaire, fait levier, ébranle la dent
de sagesse et l'élève plus ou moins hors de l'alvéole.
Ce mouvement est favorisé la plupart du temps par la
direction des racines qui sont courbées en arrière. On
peut alors facilement sortir la dent de l'alvéole.

Dents de lait. — Quatre daviers pour les incisives
et les canines du haut, pour celles du bas, pour les
molaires du haut, pour celles du bas.

Mouvements de rotation pour les incisives et les canines ; luxation de dehors en dedans pour les molaires.

Etre très prudent, ne pas enfoncer trop, pour éviter
la lésion ou même l'extraction des dents permanentes.

Racines.— Incisives et canines. — On se sert des
mêmes daviers que pour les dents.

Prémolaires du haut. — Même davier que pour les

dents, mais à mors plus fin, plus allongé. Davier à baïonnette. Bien sonder les bords. Enfoncer franchement.

Prémolaires du bas. — Bec-de-faucon à mors plus fin et plus allongé. Bien sonder les bords.

Grosses molaires du haut. — Avant tout, bien examiner si les racines sont séparées ou non.

Si elles sont séparées, enlever les racines l'une après l'autre avec le davier à baïonnette.

Si les racines sont entières, les enlever au davier.

Mais il y a des cas où, le collet de la dent étant cassé ou carié, le davier glisse, n'a pas de prise. Dans ce cas, séparer préalablement les racines au moyen d'un davier spécial, puis les enlever au davier à baïonnette.

Grosses molaires du bas. — Examiner si les racines sont entières, auquel cas on les enlève avec le davier droit ou le bec-de-faucon à grosses molaires. Si elles sont séparées, les enlever l'une après l'autre.

Elévateur. — Quelles que soient les dents à extraire, si les bords sont rongés, n'existent plus, on a avantage à se servir de l'élévateur ou pied-de-biche avec lequel on enlève les racines en les soulevant de l'alvéole. (Voy. *Elévateur.*)

Vis à racines. — Leur emploi n'est guère habituel.

Précautions consécutives à l'extraction. — Faire immédiatement rincer la bouche du sujet. D'abord le patient ne pense pas à crier, à se plaindre. Ensuite, lorsqu'on a pratiqué l'anesthésie par le froid, la solution *froide* avec laquelle ou fait rincer la bouche empêche les douleurs post-opératoires dues à la congélation.

On examine ensuite doucement l'alvéole à la sonde, de façon à enlever de suite les petites *esquilles* (voy. ce mot), que l'extraction a pu produire.

On fait alors l'*antisepsie* de l'alvéole. L'eau oxygénée est l'antiseptique de choix. On attend quelques minutes, pour s'assurer de l'hémostase.

En cas d'*hémorragie* (voy. ce mot), on emploie les divers agents indiqués.

Contre les douleurs post-opératoires, on a conseillé la pression énergique de l'alvéole entre les doigts.

On a conseillé aussi de mettre dans l'alvéole un coton imbibé d'un peu d'acide phénique pur, de glycérine et d'essence de citron.

D'une façon générale, il faut assurer ensuite l'antisepsie buccale, en ordonnant le nettoyage minutieux des dents après chaque repas et des bains de bouche antiseptiques, à l'eau chloralée par exemple.

Accidents de l'extraction. — **Fracture de la dent.**— Prendre un davier à racines et extraire.

Luxation des dents voisines. — Les ligaturer.

Fracture du bord alvéolaire.—Enlever les esquilles.

Fracture du maxillaire. (Voy. *Maxillaires.*)

Hémorragies. (Voy. ce mot.)

Syncopes. (Voy. *Anesthésie* [*Traitement des accidents*].)

Accidents infectieux. — Grands lavages à la seringue. Bains de bouche antiseptiques fréquents.

F

FACE. — **Malformations de la face.**

Fissure médiane du nez.

Fissure médiane de la lèvre supérieure.

Fissure fronto-maxillaire (coloboma facial). — Elle diffère du bec-de-lièvre vrai en ce que la fissure est en dehors de l'aile du nez et qu'elle remonte jusqu'à la paupière inférieure.

Macrostomie. — Fissures commissurales des lèvres uni ou bilatérales, se prolongeant quelquefois jusqu'à l'oreille, et laissant voir les dents.

Fissure de la lèvre inférieure.

FACIES. — Aspect d'un malade. L'examen du facies n'est pas sans intérêt pour le chirurgien dentiste.

Un examen attentif permet de dépister les affections cardiaques, les affections nerveuses. Il provoque un examen plus approfondi, plus rigoureux de l'état général du sujet avant toute intervention.

FER (Perchlorure de). — Liquide brun, qui contient 9 p. 100 de fer et 26 p. 100 de perchlorure anhydre.

Employé dans la bouche comme hémostatique. Mais son emploi est délaissé à cause de la teinte qu'il donne aux dents et surtout des accidents qu'il peut provoquer.

FÉTIDITÉ DE L'HALEINE. — Etiologie. — Elle peut être due à plusieurs causes. Elle peut provenir de l'estomac ou des fosses nasales, auquel cas elle ne doit être perçue que pendant l'expiration.

Dans la plupart des cas, elle provient de la bouche, soit à cause de l'odeur infecte d'une ou plusieurs dents atteintes de carie de 4e degré ou de ses complications, soit, plus simplement, à cause de la malpropreté de la bouche, les particules alimentaires fermentant dans les interstices des dents.

Traitement. — La première indication est un nettoyage de la bouche. Ablation du tartre et des chicots.

Les dents cariées qui ne peuvent pas être soignées doivent être extraites.

Hygiène buccale rigoureuse. Lavages antiseptiques à l'acide salicylique, à l'acide thymique, au permanganate de potasse, à l'eau oxygénée.

Raclages de la langue. Bains de bouche à l'eau oxygénée dédoublée ou détriplée.

FORMULES

℞ Saccharine............................... 1 gr.
Bicarbonate de soude...................... 1 —
Acide salicylique......................... 4 —
Alcool pur................................ 200 —

6.

Quelques gouttes dans un verre d'eau pour se gargariser (THORE).

℞ Acide thymique............   5o centigrammes.
  Alcool....................   2 grammes.
  Eau.......................   1000   —
  Borate de soude...........   1 gramme.

(QUINCEROT.)

Poudre dentifrice désodorante.

℞ Menthol..................   1o centigrammes.
  Naphtol..................   5   —
  Saccharine...............   25 milligrammes.
  Carbonate de chaux précipité   5o grammes.
  Savon médicinal..........   5o centigrammes.
  Essence de géranium rose...   IX gouttes.

Contre l'odeur du tabac.

℞ Bromo chloral.............   XX à XXX gouttes
  Eau sucrée...............   Une cuillerée à thé.

(GRAHAM.)

Pastilles.

℞ Café pulvérisé............   45 grammes.
  Charbon végétal..........   15   —
  Sucre pulvérisé..........   15   —
  Vanille..................   15   —
  Mucilage de gomme du Sénégal   Q. S.

Mêlez pour faire des pastilles de 1 gr. — 5 à 6 par jour.

FIBRILLES (*Fibra,* filament). — *Fibrilles de Tomes.* (Voy. *Dent* [histologie].)

FIBROME. — Tumeur composée de tissu fibreux. (Voy. *Gencives et Bord alvéolaire, Joues, Langue, Lèvres, Voûte palatine et Voile du palais.*)

FIÈVRE APHTEUSE. — Affection contagieuse, épidémique, caractérisée par l'éruption d'ulcérations aphteuses. (Voy. *Aphtes.*)

Stomatite-aphteuse. — Sur la muqueuse buccale et

la langue, quelquefois sur les amygdales, le pharynx, plus rarement sur les mains et les doigts.

Cette éruption, précédée d'une période d'incubation de 8 à 10 jours, s'accompagne de phénomènes généraux, fièvre, diarrhée. La stomatite empêche l'enfant de téter.

ÉTIOLOGIE. — Transmission à l'homme de l'agent pathogène par les animaux atteints de la cocotte, soit par contact, soit par le lait.

DIAGNOSTIC. — Diagnostic différentiel avec les aphtes: phénomènes généraux.

PRONOSTIC. — Bénin pour les adultes, sauf complications. Réservé pour les nourrissons qui tètent difficilement.

TRAITEMENT. — Prophylaxie , antisepsie buccale, badigeonnages avec solution de salicylate de soude à 20 p. 100.

Bains de bouche.

℞ Salicylate de soude.............. 5 grammes.
  Eau........................... 200 —

℞ Glycérine neutre............... 15 grammes.
  Salol......................... 1 —
  Phénate de cocaïne............ 0,50 centigr.

Pour badigeonner la gencive quatre fois par jour.
(VIAU.)

Collutoire.

℞ Biborate de soude............... 4 grammes.
  Teinture de myrrhe............. 8 —
  Sirop de mûres................. 60 —

En badigeonnages des gencives.

℞ Salicylate de soude.............. 5 grammes.
  Borate de soude................ 3 —
  Teinture de vanille............ 1 —
  Eau distillée............. } āā 15 —
  Glycérine................. }

℞ Euphorine......................   5 grammes.

     Alcool.........................   3o   —

En attouchements avec un pinceau.

FILET DE LA LANGUE. (Voy.*Ankyloglosse*, *Langue* [*Vices de conformation*], *Stomatites*, *Subglossite diphtéroïde*).

FISTULE.— Canal anormal faisant communiquer une cavité muqueuse avec une surface tégumentaire ; une fistule incomplète est un *trajet fistuleux*.

On observe les fistules comme complications des abcès dentaires consécutifs eux-mêmes à la mortification de la pulpe, soit par carie, soit par traumatisme.

Fistules dentaires.—Leur persistance est due à la persistance des désordres de la dent et du maxillaire. Plongeant au milieu du pus, mortifiée par la destruction de la pulpe et du ligament, la dent joue le rôle de corps étranger par sa racine incluse dans le maxillaire. Ce dernier est le siège d'une ostéite, puis d'une nécrose plus ou moins limitée. Ainsi, tant que la racine et le séquestre sont en place, la fistule persiste.

Traitement. — Il varie suivant la gravité des cas :

1º Traitement ordinaire du 4ᵉ degré ;

2º Extraction de la dent, suivie de l'élimination du séquestre, s'il y a nécrose du maxillaire ;

3º Extraction et réimplantation, après désinfection absolue de la dent ;

4º Trépanation à travers l'alvéole de l'apex de la dent malade. Ce dernier procédé donne de très bons résultats.

FISTULES SALIVAIRES. — Orifice anormal et permanent mettant en communication une glande salivaire avec l'extérieur. On entend par *extérieur* la peau de la joue.

Fistules de la muqueuse. — Elles n'ont aucune importance, la salive s'écoulant dans la bouche.

Fistules de la glande sous-maxillaire ou du canal de Wharton. — Elles sont exceptionnelles.

Fistules du canal de Sténon et de la parotide. — On observe, en pratique, les fistules du *canal de Sténon* et surtout celles de la *parotide*.

Fistule du canal de Sténon. — Rebelle à la guérison.

TRAITEMENT. — Création d'une fistule intra-buccale et suture de la fistule externe. C'est la méthode de choix. On a conseillé aussi les injections de teinture d'iode, d'huile d'olives phéniquée.

ETIOLOGIE. — Coup de couteau, de corne, arme à feu. Plaie chirurgicale (incision d'abcès).

SYMPTÔMES. — Ecoulement de la salive par la fistule, surtout pendant les repas. Cet écoulement est très abondant dans la variété du canal de Sténon, qui est le grand collecteur de la glande.

Gêne considérable physique et morale.

DIAGNOSTIC. — Facile.

Fistule parotidienne. — TRAITEMENT. — Guérit assez vite par compression, cautérisation, suture.

Fistules du sinus maxillaire. (Voy. ce mot.)

FLUXION. — Réaction inflammatoire du tissu sus-jacent au ligament alvéolo-dentaire, lors de la formation d'un abcès dentaire. Cette réaction se traduit par un œdème inflammatoire, qui, quelquefois, peut prendre des proportions considérables. (Voy. aussi *Périodontite.*)

FOLLICULITE EXPULSIVE (Capdepont). — Affection des nouveau-nés, caractérisée par l'expulsion d'une dent incomplète formée d'un chapeau d'émail et de dentine, sans formation radiculaire.

Infection locale qui, dans certains cas, peut devenir générale et entraîner la mort.

ETIOLOGIE. — Cette expulsion est due à l'inflammation du follicule dentaire.

Capdepont croit que le follicule est infecté par la voie du *gubernaculum dentis*, qui a persisté avec perméabilité.

Symptômes. — Apparition d'abcès sur le bord alvéolaire, puis expulsion spontanée de la dent incomplète. La suppuration peut alors se maintenir ou cesser.

Il peut y avoir plusieurs expulsions, qui se font dans un ordre quelconque.

Diagnostic. — Grande mobilité de la dent, Evolution très rapide. Gonflement et inflammation de la gencive.

Traitement. — Enlever ces dents incomplètes. Lorsque la couronne est tombée, découvrant un organe rouge, très douloureux, il faut l'enlever, le cautériser. Mais faire l'antisepsie buccale aussi rigoureuse qu'il est possible chez les nouveau-nés.

FONGOSITÉS. — Végétations molles se développant dans un organe ou sur une plaie. (Voy. *Gingivite fongueuse.*)

FORMOL. HCOH. — Aldéhyde formique, formaldéhyde, formaline, méthanal.

Antiseptique très puissant.

Le formol est un gaz. — On emploie sa solution à 4o p. 100 dans l'eau (solution de formaldéhyde normale).

On a employé le formol dans le traitement des canaux du 4ᵉ degré. Il est trop caustique, il donne lieu à 'des périostites.

Formyl-géranium. — Doit être employé avec beaucoup de prudence, et en ayant soin d'habituer progressivement la dent à l'obturation définitive; il donne alors des résultats meilleurs.

Trioxyméthylène. — Produit de la polymérisation du formol, donné d'excellents résultats dans le traitement des canaux. Sa supériorité consiste en ce qu'il n'est pas caustique.

On l'emploie mélangé avec de la vaseline pour faire une pâte qui dégage constamment du formol.

Trioxyméthylène .... 16 gr.
Vaseline très pure .... 8 —

Poudre inerte.......................... 6 gr.
Chlorhydrate de cocaïne............... 2 —
(PITSCH.)

℞ Trioxyméthylène..................... 1 gr.
Oxyde de zinc....................... 99 —
(ROBIN.)

FRACTURE DES OS (*frangere*, briser). — Solution de continuité d'un os.

Caractérisée par tuméfaction, déformation, ecchymose, mobilité anormale, crépitation.

La fracture est *simple* ou *compliquée, fermée* ou *ouverte*.

Fracture des maxillaires. (Voyez *Maxillaire supérieur, Maxillaire inférieur.*)

Fracture des dents. — Fracture **superficielle.** — Intéressant seulement l'émail.

TRAITEMENT. — Meuler, égaliser les bords de la fracture.

Fracture partielle. — TRAITEMENT. — Il varie suivant que la pulpe est vivante ou sidérée par le choc, et aussi suivant que la pulpe est encore protégée ou découverte.

Si la pulpe est découverte (douleurs très vives), on la cautérisera ou on l'extirpera après anesthésie.

Si la pulpe est sidérée, on perforera la chambre pulpaire de façon à l'extraire. Obturer ensuite la dent.

Certaines fractures partielles peuvent être assimilées aux fractures totales, à cause des difficultés de l'obturation restauratrice qu'on est obligé de remplacer par une dent à pivot.

Fracture totale. — TRAITEMENT. — Cautériser ou extirper la pulpe, soigner les canaux. Placer une dent à pivot.

FROID (anesthésie locale par le). — L'anesthésie par le froid est basée sur ce fait expérimental que le froid engourdit, suspend la sensibilité de la partie à opérer.

Glace. Éther. — On a préconisé la glace, la glace et le sel marin, les pulvérisations d'éther. Ces moyens ne sont pas pratiques en chirurgie dentaire.

Chlorure d'éthyle. C^4H^5Cl. — Bout à + 10 degrés.

Mode d'emploi et contre-indications. — Voir plus haut.

En chirurgie dentaire, le chlorure d'éthyle n'est pas employé seul, car la réfrigération n'est pas assez intense. On peut toutefois l'employer pour les extractions peu résistantes.

Chlorure de méthyle. — Il bout à — 22 degrés, c'est-à-dire que l'intensité du froid obtenue est beaucoup plus considérable qu'avec le chlorure d'éthyle. Le froid obtenu est, d'après Debove, de — 52° à — 53°.

Le chlorure de méthyle n'est pas employé seul, dans la crainte de produire des escarres et des phlyctènes par la congélation trop longtemps prolongée. On l'emploie seul en pratiquant le *stypage*. (Voyez ce mot.)

Coryl. — Mélange de chlorure d'éthyle et de chlorure de méthyle ayant son point d'ébullition à 0°. Préconisé par d'Argent, en art dentaire. L'anesthésie obtenue par ce mélange est très rapide, sans être toutefois trop intense et sans crainte d'escarres.

Le coryl est beaucoup plus actif que le chlorure d'éthyle et il n'a pas les inconvénients du chlorure de méthyle.

Anesthyle (Bengué). — Mélange de chlorure de méthyle, une partie ; chlorure d'éthyle, 5 parties.

Mêmes avantages que le coryl.

Technique opératoire. — Nous allons examiner la technique opératoire commune à tous les agents par réfrigération.

Pour l'usage habituel, ces divers agents sont contenus à l'état liquide soit dans des ampoules en verre (chlorure d'éthyle), soit dans des récipients métalliques.

Un clapet à vis ou à ressort permet de démasquer l'ouverture capillaire qui sert de sortie au jet anesthésique que l'on dirige sur l'endroit que l'on veut opérer.

Mode d'emploi. — Après avoir protégé l'endroit à anesthésier au moyen d'ouate ou de papier absorbant, on projette le jet capillaire sur la muqueuse qui rosit, blanchit et devient glacée. Il importe de circonscrire largement la dent, et de projeter un peu le réfrigérant sur le trajet des nerfs dentaires. Les résultats sont toujours excellents, si le terrain opératoire est à l'abri de la salive et si l'anesthésie est un peu prolongée. On fait des extractions multiples sans aucune douleur, surtout pour les dents du haut, le bas étant plus difficile à iso-ler de la salive. Il importe de ne pas faire arriver trop de réfrigérant à la fois, car il se produit des gargouillements dans la bouche et le patient, outre son émotion, est pris de nausées, d'étouffements qui gênent considé-blement la marche de l'anesthésie. Dans ce but, il est bon de fractionner les pulvérisations, de projeter l'anesthésique pendant quelques secondes, puis d'arrêter, pour recommencer ensuite.

On peut également pratiquer le *stypage*. (Voyez ce mot.)

Comme *précautions préliminaires*, il suffit de faire fermer les yeux au sujet, de façon à éviter la projection dans l'œil, qui ne produit, du reste, qu'une douleur de courte durée. Doit-on employer, pour les réfrigérants, le bout capillaire ou l'extrémité permettant la pulvérisation ? A notre sens, l'extrémité capillaire est toujours préférable, parce qu'elle permet une projection strictement locale, et qu'on est maître absolu de l'anesthésie.

Contre-indications. — Il n'y a pas de contre-indications générales à l'emploi des réfrigérants.

Néanmoins, dans quelques cas très rares, la vapeur anesthésique inspirée (qui généralement produit la stupeur, l'analgésie) n'est pas tolérée. On observe ainsi des vomissements, des suffocations. On fera donc bien de s'abstenir dans ce cas, de même que chez les grands nerveux, chez qui l'émotion peut provoquer une syncope fatale.

La seule contre-indication tirée de l'état local est la pulpite, sur laquelle le froid produit une douleur épouvantable. D'Argent a préconisé des petites coiffes en caoutchouc, destinées à préserver les dents du froid.

Quant aux eschares, elles sont extrêmement rares dans la bouche, même après des applications prolongées. Pour les éviter, il suffit, l'extraction une fois opérée, de faire rincer la bouche du patient avec de l'eau froide. De même, des bains de bouche d'eau froide combattront la petite douleur postopératoire, due à l'application du froid sur la muqueuse.

En résumé, nous estimons que l'anesthésie locale par le froid est très précieuse, et qu'elle peut rendre d'immenses services en chirurgie dentaire. Mais la technique opératoire n'est pas aussi simple qu'on le croit tout d'abord, et tel praticien, n'obtenant au début que des résultats médiocres, arrive vite, à force d'observation et d'habitude, à modifier l'éloignement du jet capillaire, son intensité, la durée de l'application; il finit ainsi par faire face à toutes les difficultés et par obtenir une analgésie absolue.

Néanmoins, pour les dents du bas, il est quelquefois difficile de protéger contre la salive le champ opératoire, et les résultats sont moins parfaits que pour le maxillaire supérieur.

FULIGINOSITÉ (*fuligo*, suie). — Enduit pâteux, recouvrant les lèvres, la langue, les gencives, au cours d'une maladie grave. Il y a, en même temps, sécheresse de la bouche.

G

GAÏACOL. — On l'emploie quelquefois comme anesthésique local en injections, à la dose de 1 centimètre cube d'une solution de 1/10 ou 1/20 de gaïacol dans l'huile d'olives. L'anesthésie est plus longue à se produire qu'avec la cocaïne.

INCONVÉNIENTS. — Perte de connaissances, fièvre, escarres au niveau de l'injection.

GANGRÈNE (γράειν, consumer). — Mort locale par cessation de la circulation capillaire.

Gangrène de la bouche. (Voy. *Gingivite gangreneuse.*)

GENCIVES ET BORD ALVÉOLAIRE. — Tumeurs liquides. — Kystes hydatiques (Lefoulon), tumeurs vasculaires, *angiômes*.

Deux cas d'*anévrysmes* de l'artère dentaire inférieure (Rufz et Heyfelder, 1856).

Tumeurs d'origine conjonctive.

Ostéo-sarcômes à myéloplaxes. — Ce sont les *Epulis*. (Voy. ce mot.)

Kystes épidermiques des nouveau-nés. Epithéliome s pavimenteux.

Résorption progressive des arcades alvéolaires. (Voy. *Alvéoles.*)

GINGIVITE. — Localisation d'une stomatite sur les gencives.

Gingivite tartrique érythémateuse. (Voy. *Stomatite aiguë.*)

Gingivite simple. (Voy. *Tartre.*)

Gingivite aphteuse. (Voy. *Aphtes et Fièvre aphteuse.*)

Gingivite expulsive (Voy. *Périodontite expulsive.*)

Gingivite des fumeurs. (Voy. *Stomatite aiguë simple, Tabac.*)

Gingivite mercurielle. (Voy. *Stomatite mercurielle.*)

Gingivite fongueuse et Gingivite hypertrophique. — Lorsqu'une gingivite érythémateuse dure depuis longtemps, elle se termine soit par la gingivite fongueuse, soit par la gingivite hypertrophique.

Dans le premier cas, l'irritation produite par les sécrétions morbides amène une sorte de transformation fongueuse de la gencive. Le tissu gingival est rouge, saigne facilement, mais les douleurs ne sont pas habituelles.

La gingivite hypertrophique s'observe surtout chez les jeunes filles anémiques, et aussi après la ménopause. Cette affection, ordinairement très tenace, est caractérisée par l'épaississement, le gonflement des gencives et surtout des interstices dentaires. La muqueuse est pâle et dure.

De même que la gingivite fongueuse, elle est rarement généralisée; elle est le plus souvent localisée.

Traitement. — Nettoyage minutieux des dents. Bains de bouche antiseptiques. Chlorate de potasse. Cautérisations à l'acide chromique et au thermocautère.

Gingivite des femmes enceintes. — Cette gingivite ne devrait pas être traitée séparément, puisque, en réalité, elle n'a rien de spécial.

Etiologie. — On a invoqué les vomissements incoercibles, les réactions de la salive, l'usage du lait chez les albuminuriques. En réalité, il s'agit d'une gingivite banale, en ce sens qu'elle est provoquée soit par une mauvaise hygiène buccale, soit par le tartre, soit par les chicots.

Seulement— et ceci est à noter—les conditions débilitantes de la gestation créent, surtout chez les anémiques, un terrain d'autant plus favorable et prédisposé aux gingivites que les dents sont le siège d'une déminéralisation quelquefois considérable. Il y a souvent de la pyorrhée alvéolaire. Zeutler a cependant cité un cas où, malgré le traitement, une gingivite intense réapparaissait à chaque grossesse.

La gingivite commence ordinairement au 4e mois de la grossesse pour finir après l'accouchement.

Traitement. — Nettoyage minutieux des dents, obturation des caries. Hygiène buccale rigoureuse.

Poudre dentifrice généralement alcaline, toujours antiseptique (salol, camphre).

Si la gingivite est rebelle, il faut employer des collutoires de chlorate de potasse, teinture d'iode, permanganate de potasse, en applications locales.

Au point de vue des dents, dont la déminéralisation est quelquefois très active pendant la gestation, une précaution excellente consiste à faire prendre des phosphates de chaux à petites doses au cours de la grossesse.

Le ptyalisme rebelle, amenant l'anorexie, la perte du sommeil, l'amaigrissement, a obligé quelquefois à provoquer l'avortement.

GLANDES SALIVAIRES. (Voy. *Calculs salivaires. Fistules salivaires, Parotide, Sous-maxillaire.*)

GLOSSITES. — Inflammations de la langue. (Voy. aussi *Langue.*)

Elles sont superficielles ou profondes, aiguës ou chronique.

Glossites superficielles.

Glossite superficielle aiguë. — Elle est caractérisée par la propagation à la langue des diverses *stomatites*. (Voy. ce mot.)

Glossite superficielle chronique. — *Leucoplasie buccale.* (Voy. ce mot.)

Langue noire. — Hypertrophie des papilles filiformes (diabétiques).

Langue noire pileuse. (Voy. *Névralgie du trijumeau.*)

Glossite exfoliatrice marginée ou langue géographique. — Etiologie. — Syphilis (?), diabète, affections gastro-intestinales, eczéma.

Symptômes. — Petites vésicules déprimées.

Sur les bords de la langue, on voit les petits cercles qui peuvent rester isolés et dont la réunion peut aussi former une sorte de contour policyclique (langue géographique). Les cercles sont des vésicules, dont le centre est déprimé et dont la périphérie est saillante.

L'éruption coïncide avec un état saburral de la langue et de légers troubles fonctionnels. Cette glossite est bénigne, et se rencontre surtout chez les enfants nourris au biberon.

FORMULES

℞ Chlorhydrate de cocaïne............... o gr. o5
Baume du Pérou............. ....⎫
Acide borique.................... ⎬ ãã 1 —
Vaseline........................·. 4o —

Applications locales 2 fois par jour.

℞ Glycérine......................... 5o gr.
Hyposulfite de soude............... 4 —

Onctions matin et soir.

(BESNIER.)

Glossites profondes.

Glossite phlegmoneuse aiguë. — Envahissement des couches musculaires profondes de la langue. La glossite peut être totale, ou partielle.

ÉTIOLOGIE. — Infection par le milieu buccal, à la suite d'une morsure, d'un chicot, dans une bouche mal entretenue. Caustiques appliqués sur la langue, venins. Stomatites, maladies générales.

L'examen histologique a démontré que la glossite est due à la pénétration de streptocoques entre les fibres musculaires de la langue.

SYMPTÔMES. — *Forme suraiguë.* — Brusquement, après quelques douleurs, gonflement de la langue, qui devient énorme et vient faire saillie entre les arcades dentaires. Le malade ne peut plus respirer, sa face se cyanose, il asphyxie.

Forme aiguë. — Ces symptômes sont moins effrayants et moins rapides. Il y a des douleurs irradiées dans la tête.

Le gonflement atteint son maximum en 48 heures, il n'y a quelquefois qu'une moitié de la langue atteinte.

Bien que l'organe tout entier soit douloureux, il y a généralement un point fixe, plus douloureux. La base de la langue est plus dure. Impossibilité de parler, d'avaler, grande gêne de la respiration, fièvre. Œdème partiel du plancher de la bouche.

MARCHE. — 1° Guérison rapide sous l'influence d'un traitement antiseptique;

2° Suppuration. La palpation dénote un noyau dur, une sorte de tumeur. La fluctuation peut se percevoir, lorsque la tumeur devient plus superficielle;

3° Chez les diabétiques, la glossite peut se terminer par la gangrène.

PRONOSTIC. — Sauf pour les cas suraigus, qui peuvent être mortels, le pronostic est généralement bénin, si le traitement est bien appliqué. La glossite est plus effrayante que grave.

DIAGNOSTIC. — La rapidité de la tuméfaction linguale permet de poser le diagnostic, même lorsque le doigt ne peut pas explorer la tumeur de la base de l'organe.

TRAITEMENT. — *Forme suraiguë.* — Incision longue et profonde sur la face dorsale de la langue et de chaque côté de la ligne médiane.

Forme aiguë. — Antisepsie, anesthésiques, attendre et laisser la guérison s'opérer.

S'il y a un abcès intra-lingual, donner issue au pus en incisant la face dorsale.

Glossite phlegmoneuse chronique. — Elle est presque toujours d'origine dentaire. (Voy. *Ulcérations d'origine dentaire.*)

GLOSSODYNIE. — Ulcération imaginaire de la langue, douleur fixe à la langue. Le malade croit à l'existance d'un épithélioma (neurasthénie, hystérie).

GLYCÉRINE $C^3H^8O^3$. — Liquide sirupeux, de saveur sucrée. S'emploie dans les opiats. (Voy. *Denti-frices*.)

GOMME. (Voy. *Syphilis buccale, Accidents ter-tiaires, Syphilis héréditaire de la bouche*.)

GREFFE DENTAIRE. — Quelle que soit l'opération pratiquée elle est *auto-plastique* ou *hétéro-plastique*, suivant que la dent implantée provient du sujet lui-même ou non.

Réimplantation. — La *réimplantation* consiste à replacer la dent extraite dans son alvéole.

Transplantation. — La *transplantation* consiste à placer dans l'alvéole une autre dent que celle que l'on vient d'extraire.

Il faut s'assurer que la racine de la nouvelle dent est un peu moins considérable que l'alvéole.

Une observation curieuse consiste dans le remplacement d'une incisive latérale supérieure par une prémolaire inférieure dont la couronne a été limée, façonnée en vue de sa nouvelle destination (Godon).

La transplantation hétéroplastique ne doit se faire qu'après une enquête minutieuse, à cause de la transmission possible des maladies d'un sujet à l'autre.

Implantation. — L'*implantation* consiste à placer une dent dans un alvéole artificiel creusé dans le maxillaire.

Pour l'implantation dans l'alvéole artificiel, on a préconisé la décalcification préalable du cément de la racine (Amoëdo).

Greffe fraîche ou sèche, humide ou vivante. — La greffe est *fraîche* ou *sèche* : fraîche, lorsque la dent est implantée bientôt après l'extraction et sans avoir trempé dans des antiseptiques trop violents qui détruiraient la reviviscence du périoste ; sèche, lorsque la dent n'est plus qu'un corps étranger.

Technique opératoire. — Tout d'abord l'antisepsie la plus rigoureuse doit présider à l'opération. La dent une fois extraite lentement, autant que possible sans lésion du bord alvéolaire, on doit la placer dans un antiseptique faible, non corrosif, l'acide borique à saturation. Puis on déterge l'alvéole, on en fait l'antisepsie et on s'occupe de la dent elle-même.

On sectionne l'apex (sans toucher au périoste). On répane la couronne. On enlève la pulpe et les prolongements radiculaires. On obture à la gutta, ou mieux à l'or.

La dent une fois préparée, on la place dans la solution antiseptique pendant qu'on procède de nouveau à l'antisepsie soigneuse de l'alvéole, doucement, afin d'éviter l'hémorragie.

On place alors la dent dans l'alvéole, on s'assure de l'articulation. On maintient la dent, avec des ligatures de fil, ou un morceau de digue s'appuyant sur les dents voisines. Une hygiène buccale rigoureuse devra suivre. La dent elle-même sera lavée après chaque repas au moyen d'injections antiseptiques.

En cas d'inflammation, on emploiera les révulsifs.

Tel est le *modus faciendi* général, mais chaque cas présente des particularités.

Résultats. — Ils varient suivant que la greffe est fraîche ou sèche, suivant que l'adhérence par le périoste a pu se faire, ou non. Les endroits où le périoste a été enlevé deviennent le siège de résorption, la dent peut se casser brusquement au collet ou bien tomber lentement par suite de la résorption alvéolaire. On a observé des cas favorables où l'adhérence parfaite s'est maintenue 8 ou 10 ans.

Quoi qu'il en soit, les résultats doivent être meilleurs avec la greffe fraîche, à cause de la consolidation due au périoste, tandis que, dans la greffe sèche, il ne s'agit, somme toute, que de la rétention d'un corps étranger.

GRENOUILLETTE. — Tumeur kystique d'origine salivaire, développée au plancher de la bouche.

Grenouillette sublinguale. — Lorsque le kyste fait saillie dans la bouche.

Grenouillette sus-hyoïdienne. — Lorsque le kyste fait saillie sous le maxillaire.

Grenouillette sublinguale. — Se développe aux dépens des glandes sublinguales.

Etiologie. — Suzanne (de Bordeaux) a démontré que la grenouillette se forme par un processus analogue aux kystes de l'ovaire, par sclérose de la glande avec atrophie de ses éléments qui disparaissent par dégénérescence, transformation du tissu intercellulaire en une matière hyaline et visqueuse, destruction de ce tissu, formation d'une petite cavité kystique, qui, réunie à d'autres, forme un grand kyste. Cette théorie est la plus communément admise.

La grenouillette repose sur les muscles hyoglosse et mylo-hyoïdien, au travers duquel elle pénètre quelquefois.

La *paroi* du kyste est souvent composée de fibres musculaires striées avec îlots cartilagineux. Le contenu, analogue à du blanc d'œuf, diffère de la salive normale par l'absence de ptyaline et de sulfocyanure de potassium.

Symptômes. — Début insidieux. La tumeur a le volume d'une noix quand le sujet s'en aperçoit.

Siège entre l'arcade alvéolaire et le frein de la langue. Elle commence plutôt à gauche, mais franchit généralement la ligne médiane et occupe le plancher de la bouche. Au-dessous de la muqueuse sillonnée de petits vaisseaux, on perçoit la tumeur bosselée, nettement fluctuante. La muqueuse buccale est mobile sur la tumeur.

Les grenouillettes se crèvent parfois spontanément, mais elles se reproduisent. Incisées, il en est de même.

Traitement. — Extirpation partielle ou totale (dangereuse à cause de la section du canal de Wharton ou du nerf lingual).

Injections de teinture d'iode, de chlorure de zinc déliquescent (deux gouttes seulement dans la cavité non vidée). La tumeur grossit, puis diminue et peut disparaître.

Grenouillette sus-hyoïdienne. — Celle qui fait saillie sous la mâchoire.

Très rarement primitive; généralement secondaire à une grenouillette sublinguale. La communication au travers du mylo-hyoïdien peut être très fine, ou même s'oblitérer.

Les deux grenouillettes peuvent coexister ou bien encore l'une apparaît lorsque l'autre guérit.

Symptômes. — S'il n'y a qu'une grenouillette, on remarque le long du bord inférieur du maxillaire une tuméfaction tremblotante, compressible.

S'il y a deux grenouillettes, sensation d'un liquide qui passe d'une poche dans l'autre.

Traitement. — Difficile. L'extirpation est la méthode de choix.

Grenouillette congénitale. —Petits kystes résultant de l'imperforation du canal de Wharton.

La tumeur a une grosseur qui varie (lentille, œuf de pigeon); coloration blanc rosé, demi-transparence.

Traitement. — Il consiste à ouvrir le kyste. C'est une fistule salivaire qui remplacera le canal de Wharton.

GUEULE-DE-LOUP. — Division congénitale du bord alvéolaire, de la voûte palatine et du voile du 'palais. (Voy. *Bec-de-lièvre.*)

GUIMAUVE. — En cas de fluxion, d'abcès, la racine de guimauve est employée comme émollient, combinée avec le pavot, qui est calmant.

℞ Racine de guimauve................. 15 gr.
    Pavot (tête)...................... n° 1

Faites bouillir dans Q. S. d'eau, pour obtenir 25o gr. de décoction, puis ajoutez :

Glycérine......................
Eau chloroformée saturée........ } ââ 5o gr.

GUTTA-PERCHA. — Cette substance est fort employée en art dentaire pour l'obturation provisoire et l'obturation des canaux radiculaires. (Voy. *Carie, Obturation des dents.*)

La *chloro-percha*, gutta dissoute dans le chloroforme, rend des services réels pour recouvrir les pansements arsénieux. (Voy. aussi *Nécrose.*)

H

HÉMOPHILIE (αἱμα, sang ; φιλια, amitié). — Etat congénital, caractérisé par la production, à la moindre cause occasionnelle, d'hémorragies difficiles à arrêter.

Etat *héréditaire*, qui atteint plutôt le sexe masculin, mais saute souvent une génération. L'hémophilie est peut-être due à la diminution des phosphates de chaux dans l'organisme.

Chez les hémophiliques, il y a non seulement des hémorragies de cause chirurgicale, mais aussi des hémorragies spontanées (épistaxis).

Les hémophiliques meurent généralement d'hémorragie.

Au point de vue clinique, il importe, pour le chirurgien dentiste, de dépister l'hémophilie. Il arrive quelquefois que le sujet connaît sa prédisposition et qu'il en avertit le chirurgien. En tout cas, et avant toute extraction, il est indispensable de demander au patient si l'on a déjà pratiqué sur lui des extractions. Cette demande est faite pour amener la question suivante : « Vous rappelez-vous avoir saigné beaucoup? » Les hémophiliques se rappelleront sûrement.

Dans ce cas, il faut s'abstenir d'une intervention sanglante.

Traitement. — Si l'hémophilie a été méconnue, ou si le patient n'a pas voulu prévenir, il importe de prendre immédiatement les moyens énergiques. La compression de longue durée au moyen d'un bloc de godiva articulé, puis le bandeau destiné à empêcher les mouvements du maxillaire est le moyen de choix. (Voy. *Hémostatiques*.)

HÉMORRAGIE (αἷμα, sang ; ῥήγνυμι, je romps). — Ecoulement de sang. C'est un phénomène normal dans toute opération chirurgicale, et par conséquent dans l'extraction.

Par extension, on dit qu'il y a hémorragie seulement lorsque le phénomène, par son abondance ou sa durée, est anormal, lorsqu'il n'y a pas coagulation du sang.

L'hémorragie peut apparaître à l'extraction du moindre chicot, dans l'*hémophilie*. (Voy. ce mot.) D'une façon générale, l'hémorragie est plus fréquente dans les extractions laborieuses. Elle peut se produire aussitôt, ou plusieurs heures et même plusieurs jours après l'opération. Un fait a été signalé par Poinsot. Lorsqu'on opère l'extraction d'une racine kystique, l'hémorragie aura lieu si la production pathologique n'est pas extraite en même temps que la dent.

Indépendamment des extractions, certaines manœuvres opératoires peuvent amener une hémorragie : l'ouverture de la chambre pulpaire, l'extraction des filets nerveux. Elles sont assez gênantes, mais ne durent généralement pas.

Traitement. (Voy. *Hémostatiques*.)

HÉMOSTASE (στασις, arrêt). — Moyen employé pour arrêter une hémorragie.

HÉMOSTATIQUES. — Agents employés pour arrêter l'*hémorragie*. (Voy. ce mot.)

Pour combattre l'hémorragie consécutive à l'extraction, on a préconisé divers moyens.

Les révulsifs, les injections alternativement chaudes et froides, l'eau oxygénée ne donnent des résultats que pour les cas bénins.

On a conseillé l'antipyrine et le salol chauffé dans un tube à un essai jusqu'à ce que le liquide clair obtenu devienne brunâtre, la gélatine, l'essence de térébenthine, l'extrait de capsules surrénales (Blatter, Sauvez), son alcaloïde l'adrénaline (Rozenbaum). (Voy. *Surrénaline.*)

Personnellement, dans un cas rebelle, nous avons obtenu un excellent résultat en combinant les applications de chlorhydrate de quinine dans l'alcool avec l'usage de l'hamameline.

L'ergotine ne doit être employée que dans les cas graves.

La ligature de l'artère est le moyen héroïque.

Quoi qu'il en soit, le seul moyen très simple et pratique, donnant un résultat certain, est la *compression*, qui amène la formation du caillot.

La compression digitale est d'autant moins pratique que l'on a un agent de compression tout indiqué, qui est le maxillaire opposé. On commencera par faire un tampon d'ouate très serré, que l'on appliquera dans l'alvéole et on fera fermer la bouche sur le tampon. Il est rare qu'une hémorragie résiste à 10 minutes de compression.

Si le sang continue à sourdre, un excellent moyen consiste à prendre l'empreinte de l'alvéole avec du godiva et à faire mordre pendant que la substance est légèrement malléable. On dégrossit ensuite le modèle obtenu. Puis on le remet ensuite en place en ayant soin de placer d'abord dans l'alvéole un petit morceau d'ouate. On fait mordre. La compression est alors très énergique.

On met une fronde ou un bandeau au patient, en lui défendant d'ouvrir la bouche. Ce moyen est héroïque et donne toute garantie. Il évite la perte de sang qui

épuise si vite le malade, et il restreint considérablement l'indication de la ligature.

HÉRÉDITÉ. — Loi biologique, d'après laquelle les
êtres vivants tendent à se répéter dans leurs descen-
dants et à leur transmettre leurs propriétés.

L'hérédité est un facteur des affections dentaires
dont il ne faut pas exagérer la valeur ; mais qui est
évident dans certains cas.

HERPES (ἔρπειν, ramper). — Eruption de vésicules
transparentes groupées, entourées d'une aréole érythémateuse.

Herpés des lèvre s. (Voy. *Lèvres.*)

HYDARTHROSE (ὗδωρ, eau ; ἀρθρον, articulation). —
Accumulation de sérosité dans une articulation.

HYDRARGYRISME (ὗδάργυρος, mercure). — Ensemble des accidents causés par le mercure. (Voy. *Mercure*
[*intoxication*], *Stomatite mercurielle.*)

HYGIÈNE BUCCALE (ὑγίεια, santé). — Ensemble des
moyens propres à conserver non seulement la santé de
la bouche et des dents, mais aussi, par ce moyen, la
santé générale.

Le milieu buccal est, en effet, un réceptacle constant
de microbes qui y pullulent et qui peuvent être entraî-
nés dans l'estomac par la déglutition. Le bol alimentaire
souillé par les caries infectées va infecter à son tour
l'estomac. Nombre de dyspepsies sont ainsi dues au
manque d'hygiène buccale.

La bouche étant la porte d'entrée d'une foule de maladies infectieuses, il est certain que si ces germes
pathogènes sont balayés, s'ils n'ont pas le temps de sé-
journer dans la bouche, l'hygiène buccale aura ainsi fait
œuvre utile. De plus, dans les bouches malpropres, la
moindre piqûre, la plus petite érosion peut prendre une
allure inquiétante, et les gingivites chroniques et leurs

complications, la fétidité de l'haleine sont le résultat de cette coupable négligence.

Hygiène buccale générale. — L'hygiène buccale est réalisée par l'usage de la brosse à dents et des dentifrices, suivi de lavages antiseptiques.

Brosse à dents. — Il faut que la force des poils soit moyenne. C'est une détestable habitude que celle de faire saigner les gencives à force de les frotter. Toute piqûre est une porte d'entrée ouverte à la mort. (Velpeau.)

Dentifrices. (Voy. ce mot.) — Quels que soient les dentifrices employés, il faut brosser les dents sur toutes les faces sans exception.

Pour les faces labiale et jugale, il faut brosser de haut en bas, de façon à ce que les poils puissent pénétrer dans les interstices dentaires.

Bains de bouche et gargarismes antiseptiques. (Voy. *Dentifrices* et *Antiseptiques*.)

Théoriquement, le brossage des dents suivi de lavages abondants et répétés devrait se faire après chaque repas et l'on doit insister pour qu'il en soit ainsi.

En tous cas, il faut se nettoyer les dents au moins le soir en se couchant et non pas le matin, alors que les fermentations se sont produites pendant la nuit.

Le nettoyage de la bouche constitue donc l'élément principal de l'hygiène buccale, mais il est certains principes qu'il importe de répandre dans le public et qu'on ne saurait trop répéter.

Les parents doivent habituer de bonne heure l'enfant à se nettoyer les dents, comme il se nettoie la figure et les mains.

On doit, tous les 6 mois au moins, aller chez le dentiste, qui seul peut découvrir les lésions et y porter remède.

Cure-dents. — Il faut proscrire l'emploi des cure-dents en plume qui sont toujours plus ou moins septiques. On a observé des cas de syphilis transmise par les cure-dents, dans les restaurants.

Le meilleur cure-dents est celui qui est constitué par une fine lamelle d'or flexible et stérilisable.

On emploie aussi des fils de soie que l'on passe dans les interstices dentaires.

Hygiène buccale dans certains cas particuliers.

APPAREILS. — Chez les individus porteurs d'appareils, l'hygiène buccale doit être encore plus rigoureuse.

Il ne faut pas oublier, en effet, qu'un appareil de prothèse est un corps étranger et que la muqueuse est toujours plus ou moins enflammée par lui.

Outre l'hygiène buccale elle-même, il est certains principes de propreté auxquels les porteurs d'appareils doivent se soumettre. Nous voulons parler du nettoyage de l'appareil, qui doit être fait à la brosse et au savon après chaque repas. Faute de ces soins, les particules alimentaires s'amassent et produisent bientôt une odeur fétide, l'appareil lui-même se recouvre d'un enduit gras et de tartre. Après le nettoyage, on doit plonger l'appareil pendant quelques instants dans une solution antiseptique.

Faut-il quitter les appareils pendant la nuit?

Nous croyons que cette pratique est préférable, parce que la muqueuse se repose. En outre, les appareils partiels peuvent être déglutis pendant le sommeil, accident presque toujours mortel.

MALADIES GÉNÉRALES : fièvres, tuberculose, cachexie. — L'état de la bouche doit être surveillé de très près. La résistance de l'individu étant en effet très amoindrie, les microbes de la bouche trouvent un terrain éminemment favorable à leur développement. Les gingivites, les stomatites sont habituelles. On peut observer des otites, des parotidites, et aussi des entérites et de la pneumonie infectieuse.

L'hygiène buccale consistera dans des lavages fréquents à l'eau de Vichy, dans le brossage des dents avec un peu de savon.

Le collutoire suivant en application sur les gencives rendra de grands services :

℞ Chlorate de potasse.......... o gr. 75 centigr.
  Acide borique............... 1 —
  Glycérine................... 10 —
  Jus de citron;.............. 15 —

En cas de gingivite douloureuse, on pourra ajouter :

Chlorhydrate de cocaïne..... o gr.5o centigr.

Hygiène buccale dans les écoles et dans l'armée. — La carie dentaire est un mal redoutable, non seulement au point de vue des souffrances qu'elle cause, des complications infectieuses qu'elle peut entraîner, mais surtout parce que, la mastication et l'alimentation étant insuffisantes, l'organisme se trouve frappé dans sa nutrition, qui est le principe même de l'existence. Il arrive ainsi trop souvent que l'on se trouve en présence d'individus jeunes, mais vieillis avant l'âge, dont la bouche est dans un état déplorable, remplie de chicots. Chez ces sujets, non seulement l'alimentation est insuffisante par suite du manque de dents, mais encore les aliments sont infectés dans le milieu buccal, et ils déglutissent constamment du pus provenant de fistules intarissables. Une statistique de Delair montre que, en 5 ans, plus de mille jeunes gens ont été réformés par les conseils de revision pour ce motif. Or, il suffirait, pour empêcher tous ces désordres, que ces dents, disparues maintenant, aient été soignées à temps, et surtout que l'enfant ait reçu des principes d'hygiène buccale diminuant énormément les chances de carie. Cela serait facile, peu coûteux. Du même coup, ce serait rendre un service immense à l'individu lui-même et à la collectivité que de lutter contre la carie, ce véritable mal social.

Il est donc du devoir du chirurgien dentiste de lutter à outrance jusqu'à ce qu'on ait obtenu l'inspection dentaire dans les écoles, l'inspection dentaire dans l'armée, puisque ces deux collectivités sont les seules où tout le monde passe. La chose est trop juste, trop naturelle pour ne pas être réalisée un jour.

HYPER... — Indique l'idée d'exagération.

Hypercrinie (κρινειν, séparer). — Sécrétion exagérée sans altération appréciable.

Hyperémie (αἷμα, sang). — Augmentation de la quantité de sang.

Hyperesthésie (αἴσθησις, sensibilité). — Exagération de la sensibilité.

Hyperostose (οστεον, os). — Développement excessif d'une partie d'un os.

Hyperplasie (πλασις, formation). — Augmentation d'une partie par suite d'une production active des éléments qui la forment.

Hypertrophie (τροφη, nutrition). — Augmentation de volume par suractivité nutritive.

HYSTÉRIE. — Névrose caractérisée par des manifestations qui simulent les maladies les plus diverses.

Facteur étiologique de la paralysie du trijumeau.

L'hystérie est une contre-indication à l'emploi des anesthésiques généraux, bien qu'elle ne soit pas une contre-indication absolue.

I

IMPÉTIGO. — Maladie de peau auto-inoculable, consistant en petites pustules superficielles groupées qui se crèvent et laissent une croûte jaunâtre qui tombe sans laisser de cicatrice. (Voy. *Stomatite impétigineuse.*)

INCISION (*incidere*, couper). — Pour l'incision d'un abcès, il faut toujours avoir soin de recouvrir de coton la lame du bistouri, en laissant l'extrémité libre. Cette précaution évite les accidents.

INFECTION (*inficere*, gâter). — Maladie développée par des toxines produites par les agents microbiens.

INFLAMMATION. — Exsudation séro-fibrineuse des tissus avec chaleur, rougeur, gonflement et douleur (*quatre phénomènes cardinaux*).

INJECTIONS HYPODERMIQUES OU INTRADERMI-QUES. — Technique des injections. — *Seringues.* — Les injections se pratiquent avec des seringues de Pravaz plus ou moins modifiées, ou avec des seringues de Roux ou de Lüer.

En ce qui concerne les injections spéciales en chirurgie dentaire, il faut absolument que l'aiguille soit inséparable du corps de la seringue, et aussi que le piston fonctionne très bien, les injections intra-gingivales opposant parfois une très grande résistance. De plus et surtout, le corps de la seringue doit être pourvu de deux ailettes latérales, qui permettent d'avoir l'instrument bien en main et de contre-balancer l'effort que l'on est obligé de faire pour enfoncer le piston.

Aiguille. — Théoriquement, la meilleure est l'aiguille en platine irridié que l'on peut flamber. On trouve aussi, chez les fournisseurs, des aiguilles stérilisées enfermées dans un tube de verre et qu'on utilise suivant les besoins.

Précautions préliminaires. — Antisepsie des instruments.

On fait bouillir la seringue dans l'eau phéniquée à 3 p. 100.

On flambe l'aiguille en platine irridié.

L'agent anesthésique, qu'il soit préparé de suite, ou qu'il soit enfermé dans une ampoule stérilisée, doit être placé dans une petite cupule, préalablement stérilisée; on remplit alors la seringue, en retirant le piston.

Cependant, certains praticiens préfèrent puiser directe-

ment le liquide dans l'ampoule stérilisée en y introdui-
sant l'extrémité de l'aiguille.

Quoi qu'il en soit, la seringue étant remplie, il faut
s'assurer qu'il n'y a pas de bulle d'air. Ceci est strictement indispensable. Il suffit, pour cela, de placer la seringue l'aiguille en haut, et d'appuyer doucement sur le
piston. L'air occupant la partie supérieure de la seringue est chassé. On s'arrête quand le liquide commence
à être projeté.

Ces précautions une fois prises, il faut aseptiser le
champ opératoire. On fera laver la bouche du patient;
puis, avec une boulette d'ouate imbibée d'antiseptique
plus fort (alcool, par exemple), on nettoie la place où
on va faire les piqûres.

MANUEL OPÉRATOIRE.— L'injection peut être *hypodermique* ou *intra-dermique* (Reclus et Isch-Wall). Cette
dernière méthode est préférable dans tous les cas, car
on évite l'introduction dans les veines. Elle peut être
précédée d'un léger badigeonnage de cocaïne à saturation ou d'une pulvérisation de chlorure d'éthyle; ceci
afin d'éviter la douleur de la piqûre.

De toute façon, le champ opératoire ayant été asep-
tisé, le patient étant dans la position *horizontale* (pour
la cocaïne surtout), on procède à l'injection de la façon
suivante :

On introduit la pointe de l'aiguille dans la muqueuse,
en donnant à l'aiguille une direction parallèle au tégu-
ment.

On pousse alors le piston de la seringue, afin de
faire pénétrer quelques gouttes de liquide qui anesthésie ainsi progressivement la région où va pénétrer
l'aiguille. On pousse ensuite l'aiguille d'une façon lente
et continue dans le tissu, qui doit opposer de la résistance.

Si cette résistance vient à manquer, c'est que l'aiguille a pénétré dans le tissu cellulaire.

Deux *signes* indiquent que l'anesthésie va bien : la

boursouflure légère de la ligne d'injection et la teinte pâle de la muqueuse.

Pour obtenir l'anesthésie, il faut faire plusieurs piqûres. Pour les incisives, les canines et les prémolaires, 2 piqûres suffisent, une sur la face labiale, l'autre sur la face palatine. Pour les grosses molaires du haut surtout, il faut en faire 3 ou 4, de façon à enfermer la dent à extraire dans un cercle anesthésique.

Ces injections doivent être faites lentement, en laissant s'écouler une minute ou deux entre chacune d'elles. Cette précaution permet d'*observer le patient*, de tâter sa sensibilité particulière et d'éviter des accidents. Nous ne saurions donc trop la recommander.

Pendant ce temps, il faut causer doucement avec le patient de toute autre chose, de façon à détourner son esprit de l'opération.

De temps en temps, pour suivre les progrès de l'anesthésie, on peut piquer la muqueuse avec une sonde rigoureusement stérilisée ou avec l'aiguille. On juge ainsi parfaitement de l'instant propice à l'extraction. (Voy. ce mot.)

INSPECTION DE LA BOUCHE. (Voy. *Diagnostic*.)
Inspection dans l'armée et les écoles. (Voy. *Hygiène buccale*.)

INSTRUMENTS. — Nous allons énumérer les instruments de chirurgie dentaire les plus importants.

Sonde. — Elle doit être très effilée et recourbée, pour pouvoir pénétrer dans tous les interstices.

La stérilisation absolue après chaque opération est de toute rigueur.

Miroir. — Un bon miroir à rotule est celui qui convient le mieux, car il peut prendre toutes les positions désirables.

Pour éviter la buée, il faut le passer de temps en temps sur la flamme.

Stérilisation rigoureuse.

Tire-nerfs. — Les tire-nerfs barbelés sont peu employés, à cause de leurs fractures fréquentes dans le canal. Celui qui est le plus simple, le plus sûr et le plus facilement stérilisable est l'*équarrissoir* d'horloger, sur lequel on enroule quelques fibres d'ouate. On l'introduit directement à l'apex et on imprime au tire-nerf des mouvements de torsion qui enroulent le nerf et le sectionnent.

Une précaution essentielle consiste à mettre peu d'ouate, de façon à éviter que le tire-nerfs, faisant piston, ne refoule le nerf à l'apex.

La stérilisation du tire-nerfs est particulièrement indispensable.

Daviers. (Voy. ce mot.)

Digue. — Elle doit être lavée et stérilisée après chaque séance ; il est préférable de ne pas la faire servir de nouveau.

Clamps. — Il faut stériliser les clamps à cause de leur contact avec la gencive saignante.

Instruments de nettoyage. — L'indication de l'antisepsie est, pour ces instruments, d'autant plus justifiée qu'un nettoyage minutieux entraîne fatalement de petites lésions des gencives. C'est avec ces instruments qu'il faut le plus redouter l'infection réciproque. Il est bon d'en avoir plusieurs séries, de façon à n'employer que des instruments parfaitement stérilisés.

Rugines. — Les rugines à cuiller seront utilement nettoyées à la carde.

Il faut aiguiser souvent les rugines. Avec une rugine bien coupante, on va plus vite et on fait moins mal.

Fraises. — Elles doivent être, après usage, nettoyées à la carde, puis stérilisées dans une étuve à formaline.

Limes à racines et limes à séparer. — On les stérilisera de même.

IODE. — Petites paillettes grises, émettant des vapeurs violettes (d'où son nom).

Teinture d'iode. — Solution alcoolique au 12ᵉ.

La teinture d'iode est employée comme révulsif dans la périostite et aussi en badigeonnages pour exciter le bourgeonnement des plaies. L'iode est un excellent antiseptique.

La teinture d'iode doit être maintenue dans un flacon en verre sombre, et à l'abri de la lumière. Elle perd vite ses qualités. Il faut donc avoir un petit flacon qu'on renouvelle souvent. La teinture d'iode vieille est simplement caustique.

Empoisonnement. — Antidote. Faire vomir, administrer de l'eau albumineuse, des féculents.

IODOFORME. ChI^3. — Antiseptique pulvérulent. toxique, 10 gr. — Soluble dans alcool, glycérine, éther.

A l'intérieur, chez les tuberculeux, pilules, (2-5 centigr.) huile de foie de morue iodoformée;

. A l'extérieur, en poudre pour les plaies. Collodion iodoformé, vernis antiseptique. Iodoforme en crayons.

Pâte iodoformée pour les 4ᵉˢ degrés:

♃ Iodoforme..........................	6 gr.	
Oxyde de zinc....................	3 —	
Charbon..........................	3 —	

Triturer au mortier dans une dissolution de mastic en larmes dans l'éther sulfurique.

(E. Fanton.)

Iodoforme et glycérine.

Odeur de l'iodoforme. — Pour la masquer, on a proposé la coumarine, la poudre de café, l'essence de menthe.

IODO-SOUFRE du Dʳ Prunier. — Poudre d'aspect jaune brun, qui contient de l'iode à l'état naissant.

Peut être employé dans les 4ᵉˢ degrés, au lieu de l'iodoforme. D'après M. Catton, ses principaux avantages sont l'action à distance sur les agents septiques et l'absorption des gaz par le soufre.

J

JOUES. — **Suppurations.** — *Furoncles et anthrax.* — Par pénétration dans l'appareil pilo-sébacé du staphylocoque pyogène doré. Tendance à la gangrène.

Abcès tubéreux. — Sans tendance à la gangrène.

Phlegmons. — Pénétration du staphylocoque doré dans le tissu cellulaire sous-cutané. Tendance à la gangrène.

Fistules de la peau. — Consécutives à des abcès dentaires.

Adénites. — Siège dans le ganglion lymphatique situé dans l'épaisseur de la joue, au devant du bord antérieur du masseter, sur la face extérieure du buccinateur.

Adéno-phlegnon. — Suppuration de ce ganglion. La collection occupe la partie postérieure de la joue.

Inciser par la bouche (éviter le canal de Sténon et le nerf facial).

Tumeurs des joues.

Lipômes superficiels. — Hypertrophies de la boule graisseuse de Bichat.

Angiômes. — *Angiômes superficiels* (nævi materni). — Larges taches de couleur lie de vin.

Angiômes profonds. — Le traitement consiste dans les injections coagulantes, la méthode sclérogène (injections interstitielles de chlorure de zinc) ou l'électrolyse.

Lymphangiômes. — Ils coïncident habituellement avec ceux des lèvres ou avec la macroglossie.

Kystes, fibrômes et adénômes, sarcômes. — Ils sont rares.

Epithéliomas. — Ils prennent naissance aux dépens de

la muqueuse de la peau (adénômes sudoripares) ou des parotides accessoires. Ces derniers surtout sont intéressants.

Indolente au début (entre 5o et 6o ans), la tumeur acquiert rapidement la grosseur d'une noix , d'une orange; elle envahit la muqueuse de la bouche, les gencives, la peau, le squelette. Il peut y avoir perforation de la joue. Les ganglions sont pris. La tumeur est dure, les mouvements masticatoires sont très gênés. Les douleurs sont très vives. Le malade succombe dans la cachexie.

PRONOSTIC. — Il est extrêmement grave.

TRAITEMENT. — Exclusivement chirurgical. Ablation lorsque le malade se présente au début de l'affection.

Traumatismes. — Brûlures. — Par liquides trop chauds.

Contusions. — Coups de poing.

Morsures.

Plaies. — ETIOLOGIE. — Coups de couteau. Coups de feu.

SYMPTÔMES. — La parotide peut être atteinte ainsi que le nerf facial (paralysies des muscles, asymétrie de la face).

Syphilis, Tuberculose. (Voy. ces mots.)

K

KYSTE (κυστις, vessie). — Cavité anormale, remplie de liquide. Enveloppe plus ou moins bien organisée.

Kyste épithélial radiculo-dentaire. (Voy. *Dents* [*tumeurs*].)

Kyste de la langue, des lèvres, des gencives et bords alvéolaires, des joues, du plancher de la bouche, de la voûte palatine et du voile du palais. (Voy. ces mots.)

L

LANGUE. — Maladies inflammatoires ou *Glossites*. (Voy. ce mot.)

Tumeurs bénignes.

Macroglossie. — Lymphangiôme, tumeur caverneuse lymphatique.— Une théorie récente décrit la macroglossie comme un angiôme caverneux.

ETIOLOGIE. — L'affection est congénitale ou se développe peu après la naissance ; elle est plus commune chez les filles.

SYMPTÔMES. — Augmentation du volume de la langue qui finit par sortir de la bouche et pendre au dehors. Au niveau des points de contact des dents, il y a des ulcérations. La partie exposée à l'air devient sèche, rugueuse.

Cette hypertrophie modifie le développement du maxillaire et des dents. Suivant les cas, ces dernières restent incluses, l'éruption est retardée, ou les dents s'inclinent, se couchent.

En outre, le bord postérieur du maxillaire devient supérieur ; le bord antérieur, inférieur. Les incisives sont dirigées en avant.

Les enfants ne peuvent pas prendre le sein, ils ne peuvent pas apprendre à parler. Il y a menace d'asphyxie, la difformité est terrible.

MARCHE. — La marche est progressive, par poussées.

TRAITEMÉNT. — Compression. Excision par l'écraseur.

Le procédé de choix est l'excision au bistouri, qui permet de ménager des lambeaux qu'on réunit ensuite, de façon à donner au lambeau intra-buccal la forme approximative de la langue.

Ensuite il faut, par la prothèse, remédier aux déformations du maxillaire et des dents.

Kystes de la langue. — Rares.

Kystes hydatiques.— Dus à un parasite.

Kystes muqueux ou salivaires. — Ils occupent les bords (glande de Weber), la face inférieure près de la pointe (glande de Blandin). Ces derniers sont les plus fréquents.

Kystes d'origine lymphatique, kystes dermoïdes, et kystes nés aux dépens des débris du tractus thyréoglosse.

TRAITEMENT des kystes.—Il consiste dans l'extirpation, suivie de réunion par première intention.

Angiômes.— Relativement fréquents. Congénitaux ou tardifs. La jeunesse est plus exposée.

Siège, bords, base, pointe de la langue, tumeur ordinairement unilatérale, compressible, augmentant pendant la menstruation et la grossesse.

MARCHE.— Lente, par poussées.—La tumeur enlevée, peut récidiver. Elle peut devenir, par rupture, le siège d'hémorragie abondante, aussi il faut l'opérer.

TRAITEMENT. — Le traitement de choix est l'excision au bistouri, facile sur les bords et la pointe.

On a préconisé les injections interstitielles coagulantes ou caustiques.

Lipômes. — Extrêmement rares. Tumeurs graisseuses.

SYMPTÔMES.—*Situation :* sous-muqueux ou profonds. *Siège :* pointe de la langue. *Grosseur moyenne* d'une noix. Muqueuse étalée, amincie, au travers de laquelle on aperçoit la coloration jaunâtre du tissu graisseux. Ces tumeurs sont quelquefois pédiculées.

TRAITEMENT. — Ablation.

Fibrômes. — Très rares.

SYMPTÔMES.— Siègent généralement à la pointe de la langue, sont pédiculés. Consistance dure. Coloration rouge. Absence d'engorgement ganglionnaire. Marche lente.

TRAITEMENT. — Ablation.

Tumeurs malignes.

Sarcôme. — Très rare ; sujets jeunes, des deux sexes.

Siège. — Base, pointe et faces supérieure et inférieure.

Volume. — D'une noisette à un œuf de poule.

Variétés. — Pédiculé ou englobé dans les fibres musculaires de la langue ; encapsulé.

Forme encapsulée. — La difficulté du diagnostic consiste en ce que la tumeur est sous la muqueuse. La palpation, difficile, révèle tantôt une masse dure, tantôt de la fluctuation.

Il n'y a généralement pas de douleurs, sauf la gêne notable.

Les ganglions sont ordinairement pris, mais ce signe n'est pas pathognomonique. Il n'y a guère que la marche rapide du néoplasme qui guide le diagnostic.

Forme pédiculée. — Le diagnostic est relativement facile.

Ici, on observe une masse bourgeonnante, une sorte de champignon implanté sur un noyau dur, qui se trouve dans l'épaisseur de la langue. Douleurs légères. Petites hémorragies. Salive fétide. Engorgement ganglionnaire.

Traitement. —Extirpation très large du néoplasme. L'extirpation des ganglions est toujours prudente.

Epithélioma (Cancer de la langue). — Très fréquent. Epithélioma pavimenteux lobulé.

Etiologie. — S'observe chez l'homme de 40 à 45 ans.

La diathèse arthritique, l'abus du tabac (brûle-gueule), la syphilis agissent comme causes prédisposantes.

En revanche, le cancer se développe souvent sur des plaques de leucoplasie buccale.

L'*hérédité* ne peut intervenir qu'en tant qu'hérédité arthritique.

La *contagion*, que la grande majorité des auteurs repousse, est peut-être possible.

Symptômes. — Le début varie suivant l'une des deux formes de l'épithélioma.

1º Forme *superficielle* (*épithélioma papillaire*) ou forme *profonde* (épithélioma interstitiel).

Epithélioma papillaire. — Il débute le plus souvent sur une plaque de leucoplasie. Desquamation épithéliale, les papilles linguales sont mises à nu et hypertrophiées. Les éléments épithéliaux se déforment, s'enfoncent en forme de bourgeons dans le sens de la profondeur. La muqueuse se creuse de sillons qui s'ulcèrent. L'ulcération repose sur un fond induré. Ce cancer passe facilement d'un côté à l'autre.

Epithélioma interstitiel. — Début dans la profondeur des sillons interpapillaires. Tendance à l'infiltration. C'est donc une tumeur interne qui augmente, se bosselle, finit par s'ulcérer en un point. Sous l'ulcération, les cellules épithéliales déformées ont poussé des prolongements dans l'épaisseur des tissus. Le *siège* habituel de l'ulcération est dans le sillon glosso-amygdalien, ou sur les bords de la langue. Ce cancer ne passe pas d'un côté à l'autre à cause de la cloison fibreuse qui existe dans l'épaisseur de la langue sur la ligne médiane.

Cette période de début une fois passée, l'épithélioma, qu'il soit papillaire ou interstitiel, a un processus unique. Le cancer superficiel a gagné dans le sens de la profondeur, le cancer profond a envahi la muqueuse.

A ce moment, le néoplasme est constitué par une large ulcération, une perte de substance; tout autour, on aperçoit des petites saillies sous lesquelles la muqueuse amincie laisse voir la matière cancéreuse blanche. Ces saillies s'ulcèrent, s'unissent à l'ulcération centrale qui s'agrandit ainsi par phagédénisme.

Tout autour, la muqueuse est lisse, d'un rouge violacé; le plancher de la bouche est envahi. Il devient dur, rigide.

L'épithélioma peut affecter alors la forme *végétante*

(celle que nous décrivons), la forme *rongeante*, moins fréquente (la langue est presque entièrement détruite) ou la forme *atrophique* (langue dure, ratatinée).

Les ganglions sous-maxillaires et carotidiens sont envahis, et forment une masse volumineuse, dure, qui ajoute encore aux douleurs, par compressions nerveuses. Ces ganglions finissent généralement par s'ulcérer.

Les *signes fonctionnels* sont très marqués. La parole, la mastication, la déglutition sont très gênées. Il y a une salivation abondante et très fétide. Douleurs violentes, névralgies du trijumeau et surtout, signe pathognomonique, douleur de l'oreille.

Le malade ne peut plus manger, ses souffrances sont horribles, il ne dort pas, il maigrit rapidement, devient jaune et succombe dans la cachexie. La durée moyenne du cancer est de 18 mois.

Le suicide est fréquent.

PRONOSTIC. — Extrêmement grave. Le cancer laissé à lui-même amène une mort fatale. La récidive est de règle.

Cependant on cite des cas où l'intervention précoce et large a amené la guérison. C'est ce qui oblige le chirurgien à intervenir.

DIAGNOSTIC.—En général facile. Cependant il est des cas où il est délicat.

DIAGNOSTIC DIFFÉRENTIEL. — C'est surtout à propos de l'épithelioma qu'il faut avoir présents à l'esprit les symptômes différents des diverses ulcérations de la langue.

1º **Syphilis tertiaire, gomme ulcérée.** — Si les *bords* sont déchiquetés, décollés, peu durs, si l'ulcération ne suinte pas, n'est pas si fétide; c'est une gomme ulcérée;

Si les bords sont adhérents, environnés d'une plaque indurée, c'est le cancer.

Douleurs. — S'il n'y en a pas, c'est la gomme ; s'il y a douleur, c'est le cancer.

Engorgement ganglionnaire. — S'il n'y en a pas, c'est une gomme ; s'il y en a, c'est le cancer.

En outre, le cancer comporte des *troubles généraux;* l'ulcération est *phagédénique.* Ces deux signes manquent dans la syphilis. De plus, les gommes sont souvent multiples, tandis que l'épithélioma forme une tumeur *unique.*

On peut, du reste, interroger le malade sur ses antécédents, ou, en cas de doute, instituer le traitement antisyphilitique d'épreuve ; mais, chose importante, *ne pas le prolonger* plus de 15 jours ou 3 semaines, car il donne un coup de fouet à l'affection et hâte la marche du cancer.

2º **Ulcérations tuberculeuses.** — Ne reposent pas sur une tumeur, n'ont pas de bords indurés. Fond rose. Tout autour, semis de petits points jaunes.

3º **Chancre.** — Unique, à la pointe de la langue ; tout autour, induration parcheminée, engorgement ganglionnaire dès le début, guérison rapide.

Traitement. — Lorsque l'intervention est indiquée, il faut opérer largement, et enlever les ganglions.

L'opération de choix est l'excision au bistouri. Les moyens d'hémostase actuels permettent de la pratiquer. Généralement, on ischémie la langue, en entourant de pinces la partie à enlever.

Mais, souvent, la voie buccale ne donne pas une ouverture assez grande pour opérer largement, surtout lorsque le néoplasme siège dans le sillon glosso-amygdalien. On a proposé la section du maxillaire, l'ouverture de la paroi jugale. La voie sous-maxillaire est préférable et plus sûre.

De toutes façons, l'opération est très grave ; elle peut entraîner la mort par épuisement, hémorragie ou pneumonie septique. Souvent l'intervention habile et large ne met pas à l'abri de la récidive.

Aussi — surtout lorsque le diagnostic est fait tardi-
vement — le chirurgien assiste impuissant à cette ago-
nie lente, horrible, causée par le néoplasme.

Traitement palliatif. — Il s'impose alors. Contre
la fétidité repoussante, on fait des lavages répétés,abon-
dants de la cavité buccale.

Contre la douleur : lavages chloralés, cocaïne, morphine, section du nerf lingual.

Contre les hémorragies : glace ; dans les cas graves,
lier l'artère linguale ou la carotide externe.

Contre la difficulté de l'alimentation : bouillon, sonde
œsophagienne.

Traumatismes. — **Brûlures.** — Par boissons chaudes, caustiques.

Plaies. — Chute avec un corps étranger dans la
bouche.

Morsures. — Fréquentes, à la suite d'épilepsie, d'é-
clampsie.

Piqûres. Ulcérations. (Voy. *Coqueluche.*)

Plaies. — Par coups de feu,tirés dans la bouche (suicide).

Corps étrangers. — Formant des abcès fistuleux
(arêtes de poissons, poils de brosses à dents, etc.).

Vices de conformation.

Langue scrotale. — Exagération congénitale de la
profondeur des sillons.

Absence de la langue. — Congénitale.

Bifidité de la langue. — Congénitale.

Traitement. — Aviver les deux lèvres de la solution
de continuité. Les suturer.

Ankyloglosse. — Adhérence plus ou moins complète de la langue avec une partie voisine : voûte palatine, joues, gencives, plancher de la bouche. Congénitale la plupart du temps.

La variété palatine est très rare. La moins rare est la
variété où la langue est réunie au plancher de la bouche, soit par toute sa surface, soit,plus souvent, par la

ligne médiane (filet). Gêne considérable de la succion et de l'alimentation chez le nouveau-né : la langue ne peut pas être attirée au devant de l'arcade alvéolaire.

Traitement. — Libérer l'organe ou simplement la pointe ou le filet, de façon à rendre possible la succion. Section du filet.

La face inférieure de la langue est repoussée en haut et en arrière, au moyen de la plaque d'une sonde cannelée, dont la fente loge le filet ; on le sectionne avec des ciseaux mousses, dont la pointe est tournée en bas. On a cité des cas d'hémorragies graves et même mortelles par section des artères ranines.

De même on a noté le renversement post-opératoire de la langue vers le pharynx (J.-L. Petit).

Actinomycose. (Voy. ce mot.)

Tuberculose. Syphilis. (Voy. ces mots.)

LANGUE DE CARPE. — Instrument servant à l'extraction des dents, surtout des dents de sagesse inférieures.

Il se compose d'une tige montée au milieu d'une manette, et terminée de l'autre côté par une partie aplatie, une sorte de bêche.

Technique opératoire. — Il est indispensable qu'une dent saine existe précédant la dent à extraire, et qu'elle soit solide.

Pour extraire la dent, on glisse l'extrémité de la langue de carpe entre la dent saine et la dent à extraire, et en se servant de la dent saine comme point d'appui, on pèse, ou on tourne la manette, de façon à faire bras de levier. La dent se trouve ainsi luxée ou extraite.

LATÉROVERSION. — Anomalie de direction, caractérisée par l'inclinaison latérale des dents.

Des accidents de dent de sagesse peuvent être dus à la latéroversion de la dent qui s'enfonce dans la joue. (Voy. *Eruption* [*accidents*].)

LAUDANUM. (Voy. *Opium*.)

LEONTIASIS OSSEA. — Hypertrophie diffuse des maxillaires. (Voy. *Maxillaires*.)

LEPTOTRIX BUCCALIS (λεπτός, menu; θρίξ, cheveu). Bacille non spécifique, répandu dans la bouche.

LEUCOPLASIE BUCCALE (λευκος, blanc; πλάσσειν, former). — Synonymie. — *Leucokératose. Psoriasis buccal. Plaques blanches des fumeurs.*

Définition. — Affection chronique de la muqueuse buccale, caractérisée par des plaques blanches et aboutissant à la transformation cornée.

Etiologie. — Irritation quelconque de la muqueuse. Abus des boissons chaudes. Mets épicés, salés. Tabac. Alcool.

L'arthritisme et surtout la syphilis, sans agir franchement comme facteurs étiologiques, créent un terrain plus faible, prédisposé.

Bien plus fréquente chez l'homme que chez la femme.

Symptômes. — *Points d'élection.* — Sur le dos et les bords de la langue (du côté où l'individu tient sa cigarette), sur la lèvre inférieure (brûle-gueule), à la face profonde des joues. Plus rarement sur les gencives et la voûte du palais.

Plaques rosées, puis blanchâtres, nacrées, d'aspect laiteux. Elles deviennent plus épaisses, l'induration commence. La langue se craquelle. Dans les fissures, les matières alimentaires fermentent. Douleurs. La langue se desquame.

Perte de la mobilité, de la sensibilité gustative. Adénopathie.

Marche. — Lente et par poussées successives.

Diagnostic. — Il est assez facile, dans la majorité des cas.

Diagnostic différentiel. — Avec *glossite tertiaire scléreuse corticale de la syphilis*. — Dans la leucoplasie, il y a généralement des plaques blanches des joues et des lèvres. Il y a de la desquamation épithéliale. La coloration blanc brillant est caractéristique. Dans la *syphilis*, antécédents.

Diagnostic très important, car le traitement spécifique hâte la transformation de la leucoplasie en épithélioma.

Avec lichen plan buccal. — Affection très rare (lésions dentelées, un peu surélevées de la face interne des joues. Sujets jeunes).

Pronostic. — Délicat, à cause de la transformation possible en épithélioma. Il est évident que les plaques créent un point faible, une cause d'irritation, un appel à l'épithélioma, mais on a vu des plaques dégénérer en ulcérations tuberculeuses.

Quoi qu'il en soit, la transformation épithéliomateuse est malheureusement fréquente.

La leucoplasie prédispose à l'épithélioma.

Traitement. — Suppression du tabac, du sucre, de l'alcool. Si le malade suit le traitement spécifique, supprimer le mercure et le KI... Bains de bouche antiseptiques non irritants à l'acide borique, salycilique, au chloral. Pas de sublimé, de chlorure de zinc, ni d'acide phénique. Ne pas faire de cautérisations au nitrate d'argent.

S'il y a engorgement ganglionnaire, il y a lieu d'enlever largement toutes les plaques et de les cautériser au thermo-cautère.

LÈVRES. (Voy. *Cheiloplastie, Macrocheilie.*)

Suppurations des lèvres. — **Furoncles et Anthrax.** — Par pénétration dans l'appareil pilo-sébacé du staphylocoque pyogène doré.

Tendance à la gangrène.

Abcès tubéreux. — Sans tendance à la gangrène.

Phlegmons. — Pénétration du staphylocoque doré dans le tissu cellulaire sous-cutané; tendance à la gangrène.

Tumeurs des lèvres.

Tumeurs bénignes. — Naevi materni. — Siège : lèvre inférieure.

Kystes sébacés, papillomes, productions cornées, lipomes et fibromes. — Ils sont rares.

Angiomes. — On les observe plus fréquemment (enfants). Leur siège de prédilection est le bord libre de la lèvre, surtout de l'inférieure.

Symptômes. — Tache rouge violacé, saillante, ou petite tumeur de même couleur, irrégulière, mamelonnée.

Souvent les choses peuvent rester ainsi extrêmement longtemps, mais tout d'un coup la tumeur grossit par poussées progressives et soulève la lèvre (aspect disgracieux).

A ce moment, la tumeur est caractéristique. Surface bosselée, violette, sur laquelle on voit des veines. Elle est compressible, cède sous la pression du doigt.

Diagnostic. — Facile.

Pronostic. — Bénin, mais penser aux complications possibles.

Traitement. — Electrolyse. Méthode sclérogène. (Injection interstitielle de chlorure de zinc.) Ligature dans les cas favorables. Compression.

Lymphangiome ou **macrocheilie.** — Tumeur vasculaire, résultant d'une altération primitive des capillaires lymphatiques du tissu cellulaire.

Etiologie. — Inconnue. — Congénital ou peu de temps après la naissance. Trouble du développement embryonnaire.

Symptômes. — Hypertrophie considérable de la lèvre.

Si c'est l'inférieure, elle est éversée en dehors. La muqueuse est exposée à l'air, elle s'excorie, se fissure, se couvre de croûtes.

A la lèvre supérieure, il n'y a pas d'éversion ; la marche est lente, l'affection en elle-même est indolente, mais il y a souvent déformation des narines et de la paupière.

Salivation abondante et débilitante.

Aspect hideux du visage.

En outre, on peut redouter des complications, notamment des déformations des maxillaires, probablement liées à des troubles embryonnaires.

Traitement. — Exclusivement chirurgical, lorsque l'intervention est possible. Conserver la peau et la muqueuse, supprimer la partie intermédiaire. Suturer.

Quand la tumeur occupe une grande étendue de la face, la chirurgie est malheureusement impuissante.

Kystes des glandes labiales. — Surtout à la lèvre inférieure.

Kystes des glandes sébacées. — Extirpation au bistouri.

Tumeurs mixtes des glandes labiales. — Les plus fréquentes.

Tissu épithélial et tissu conjonctif.

Plus fréquentes à la lèvre supérieure et chez la femme.

Repoussent la lèvre en avant. Mobiles, dures, toujours latérales.

Traitement. — Extirpation au bistouri.

Tumeurs malignes des lèvres.

Sarcome. — Très rare.

Epithélioma, cancroïde ou cancer des fumeurs.

Etiologie. — Les deux lèvres, surtout l'inférieure. Chez l'homme, de 5o à 6o ans.

Irritations répétées.

Tabac. Plaques leucoplasiques. Chicots. Mauvaise hygiène buccale. Gerçures.

Symptômes. — L'épithélioma débute quelquefois par de petits points noirs, proliférations épithéliales des cellules épidermiques kératinisées. C'est la *crasse des vieillards.* (*Noli me tangere.*) Le malade se gratte, écorche le petit bouton et l'ulcère se trouve constitué. Mais cette forme superficielle peut rester stationnaire de longues années.

Le plus souvent, le début se fait à la jonction de la

muqueuse et de la peau, sur une saillie verruqueuse (bouton), par une fissure à bords indurés.

Sous la croûte qui tombe et se reproduit, il y a un liquide ichoreux, fétide, sanguinolent. La base est indurée.

L'ulcération devient phagédénique, soit que la fissure s'agrandisse en profondeur (*forme rongeante*), soit qu'il y ait prolifération de bourgeons exubérants (*forme végétante*).

Gêne notable et progressive des fonctions buccales. Sialorrhée.

Envahissement progressif des joues, des gencives, du maxillaire, du canal dentaire (effroyables douleurs névralgiques).

L'infection ganglionnaire est la règle.

Les ganglions engorgés forment sous la mâchoire une tumeur dure. Difficulté d'alimentation; le malade maigrit. Auto-intoxication par l'ingestion continuelle de débris cancéreux mêlés à la salive. Douleurs atroces.

Mort par cachexie.

Durée. — En moyenne, 3 ans et demi.

Pronostic. — Grave, mais moins sombre que pour le cancer de la langue. La marche n'est pas très rapide et après l'opération, qu'on peut pratiquer largement à cause de la facilité d'accès, la récidive n'est pas fatale,

Sans opération, la mort est certaine.

Diagnostic. — Ordinairement facile. Fond bourgeonnant et irrégulier. Siège de l'ulcération. Induration qui l'entoure. Engorgement ganglionnaire. Age du sujet.

Diagnostic différentiel. — *Ulcérations scrofuleuses* chez les jeunes gens, superficielles, pas d'induration.

Ulcérations simples (gerçures, érosions), guérissent vite.

Ulcérations tuberculeuses. — Ne sont pas uniquement localisées à la lèvre, surviennent chez des tuberculeux avérés.

Lupus. — Points cicatrisés dans le voisinage. Plaques crustacées.

Syphilis. — Diagnostic très important.

Le *Chancre*, avec sa base indurée et la croûte qui le recouvre quelquefois, simule absolument l'épithélioma au début.

Cependant le chancre est toujours accompagné d'adénopathie, qui fait défaut au début du cancer.

Gommes tertiaires. — Elles se voient surtout à la lèvre supérieure (antécédents, traitement spécifique d'épreuve).

TRAITEMENT. — Exclusivement chirurgical.

Excision en V. Suture. Ablation de tous les ganglions suspects. L'intervention est réellement indiquée, si l'on arrive avant l'engorgement ganglionnaire. Lorsque les lésions sont trop étendues, quand le malade est trop faible, il faut s'abstenir.

Vices de conformation.

Renversement. Ectropion des lèvres. — Rétrécissement de l'orifice buccal. (Voy. *Cheiloplastie.*)

Atrésie. — Elle est *congénitale, accidentelle* ou *pathologique*, avec ou sans perte de substance, avec ou sans adhérence au maxillaire.

Gêne considérable de l'alimentation et de la phonation.

TRAITEMENT. — Dilatation au laminaire. Chirurgie autoplastique.

Becs-de-lièvre. (Voy. ce mot.)

Traumatismes. — **Brûlures.** — Par boissons trop chaudes. Explosions, vitriol. Les brides cicatricielles attirent la lèvre inférieure en dehors.

Contusions. Morsures. — Sections de la lèvre. Rapprocher les deux surfaces et faire la suture.

Syphilis. Tuberculose. (Voy. ces mots.)

LICHEN PLAN. — Maladie de peau, caractérisée par une éruption de papules plates, prurigineuses.

Sur la muqueuse buccale (joues, langue, palais, lèvres), plaques blanc d'argent, fendillées, un peu saillantes avec de petits points plus saillants.

LIGAMENT ALVÉOLO-DENTAIRE. — Il est constitué par des faisceaux fibreux qui, des parois de la cavité alvéolaire, vont, en convergeant, s'insérer à la surface de la racine de la dent, en formant, par leur ensemble, une sorte de ligament circulaire.

EMBRYOLOGIE. — Feuillet externe du sac dentaire. (Voy. *Dent* [*Embryologie*]).

Tumeurs. (Voy. *Dents* [*Tumeurs*].)

LINIMENT (*linire*, enduire). — Médicament que l'on doit employer en applications, en frictions.

L'emploi du liniment est fréquent sur les gencives et les lèvres.

LIPOME (λίπος, graisse). — Tumeur constituée par du tissu adipeux. (Voy. *Joues, Langue, Lèvres, Plancher de la bouche, Voûte palatine et Voile du palais*).

LUMIÈRE CHIMIQUE (ANESTHÉSIE LOCALE). — L'anesthésie dentaire par la lumière chimique n'a été observée que comme un phénomène accessoire de la photothérapie.

Le traitement de la tuberculose par la photothérapie a, en effet, été préconisé par Finsen (Finsenthérapie) ; mais il exige une installation très encombrante et très coûteuse.

Un médecin français, le Dr Foveau de Courmelles, a imaginé un appareil beaucoup plus simple, qui — chose intéressante — peut trouver son application en chirurgie dentaire.

L'appareil ou radiateur se compose essentiellement d'une lampe à arc, dont la lumière est réfléchie par un miroir parabolique dans une double lamelle de quartz. Une circulation abondante d'eau froide empêche l'échauffement du système, qui est monté sur pied et très maniable. Le patient applique lui-même au devant des lamelles de quartz la partie à anesthésier.

L'anesthésie dentaire fut constatée accidentellement au cours d'une séance de photothérapie sur la lèvre supérieure. Un choc violent sur les dents ne fut pas senti par le patient.

L'extraction dentaire consécutive à l'application de la lumière chimique a été pratiquée par le Dr Minime, de Saint-Pétersbourg, qui a constaté l'anesthésie.

Le Dr Foveau de Courmelles a soigné des sinusites par ce procédé. Il a également noté la consolidation des dents mobiles. On peut se demander si, au point de vue de la guérison de la pyorrhée alvéolaire, l'avenir ne serait pas dans la photothérapie.

LUPUS ou *Tuberculose de la peau*. — Affection bacillaire constituée par des petites nodosités saillantes, comparées à du sucre d'orge rouge jaune. Suivant le processus, on distingue le lupus ulcéré ou non ulcéré.

Lupus tuberculeux non ulcéré. — Très longtemps stationnaire, s'affaisse, s'exfolie, disparaît.

Lupus tuberculeux ulcéré. — Ulcérations recouvertes, suivant les formes, de croûtes, de verrues. Déformation. Prolifération des parties atteintes.

La forme la plus terrible est le *lupus vorax* à marche rapide, phagédénique, détruisant les tissus, le nez particulièrement.

Siège. — Nez, joues, menton, oreilles, lèvres, paupières.

Etiologie. — Bacille de Koch. Affection de l'enfance et de la jeunesse, plus fréquente chez la femme.

Traitement. — Cautérisations, scarifications, applications topiques, curetage.

LUXATION (*luxare*, déboîter). — Déplacement permanent de deux surfaces articulaires.

Luxation du maxillaire inférieur. (Voy. *Maxillaire inférieur*.)

LYMPHADÉNOME. — Tumeur constituée par du tissu réticulé de nouvelle formation.

LYMPHANGECTASIE BUCCALE. — Affection très rare, caractérisée par un épaississement considérable de la muqueuse buccale.

LYMPHANGITE. — Inflammation des vaisseaux lymphatiques.

M

MACHOIRES. (Voy. *Maxillaires*.)
Constriction des mâchoires. (Voy. *Trismus*.)

MACROCHEILIE. — Hypertrophie congénitale des lèvres. (Voy. *Lèvres* [lymphangiome].)

MACROGLOSSIE. (Voy. *Langue* [*Tumeurs*].)

MACROSTOMIE. (Voy. *Face* [*Malformations*].)

MAL. — Mal perforant buccal. (Voy. *Alvéoles*.)

MALADIE KYSTIQUE. — (Voy. *Dent* [*Tumeurs*], *Kystes multiloculaires*.)

MASTICATOIRE. — Médicament destiné à activer les sécrétions de la muqueuse buccale et de la salive : tabac, racine de pyrèthre, piment, gingembre, spilanthe.

MAXILLAIRES. — **Tumeurs du corps des maxillaires**. — Nous décrivons à l'article *Dent* (*Tumeurs*) les tumeurs qui résultent *d'un vice d'évolution* dans le processus de l'évolution dentaire et celles des *dents complètement développées*.

Il nous reste à décrire les tumeurs osseuses vulgaires des mâchoires.

I. — **Sarcomes.** — Tumeur la plus fréquente.

Symptômes. — Il se développe au centre même de l'os, ou il naît du périoste.

Sarcome central. — Il appartient généralement aux variétés fasciculées ou encéphaloïdes. Dans son épaisseur, se forment souvent des *kystes*. Il est quelquefois myéloïde. Il se développe, écarte et envahit les parois du maxillaire, proéminent soit dans la bouche, soit vers la joue. Il peut atteindre des proportions énormes.

Sarcome périostique. — La tumeur siège entre le périoste épaissi et l'os qui est plus ou moins altéré.

Les kystes sont moins fréquents.

Dans ces deux variétés, le début est généralement lent, étouffé, indolent. Puis le sarcome progresse rapidement, surtout l'encéphaloïde.

Marche. — Elle peut être, suivant les cas, absolument différente. Tantôt les troubles fonctionnels sont peu caractérisés et il n'y a pas de retentissement sur l'état général. Tantôt, au contraire, la tumeur très volumineuse produit des désordres locaux ; l'état général est affecté.

Pronostic. — Il varie suivant la variété. Les sarcomes myéloïdes sont généralement bénins; les sarcomes encéphaloïdes se rapprochent des cancers.

Traitement. — Dans certains cas très favorables, on a conseillé simplement l'extirpation, suivie de la rugination de l'os.

En général, le traitement comporte la résection large de la portion osseuse malade, c'est-à-dire la résection partielle ou totale du maxillaire.

La variété du bord alvéolaire est l'*épulis* sarcomateuse. (Voy. ce mot.)

II. — **Cancers des maxillaires.** — On réunit sous ce nom l'*épithélioma* et le *carcinome*.

Pathogénie. — Le cancer est primitif ou secondaire.

Il n'offre rien de particulier lorsqu'il est secondaire, émané des parties voisines.

Cancer primitif (épithélioma térébrant). — On explique son développement par la présence dans les maxillaires des débris épithéliaux paradentaires.

On distingue les épithéliomas pavimenteux *lobulés* ou *tubulés*, et les épithéliomas *cylindriques*, dont le point de départ est dans le sinus maxillaire ou les fosses nasales.

SYMPTÔMES. — Douleur sourde. Apparition d'une tuméfaction dont le siège varie : branche montante, bord alvéolaire. Ebranlement et chute des dents.

Envahissement des parties voisines : fosses nasales, voûte palatine, orbite, plancher de la bouche.

Troubles fonctionnels, hémorragies, névralgies atroces. Auto-infection par déglutition. Cachexie. Mort.

PRONOSTIC. — Presque toujours fatal, à cause des récidives.

TRAITEMENT. — Lorsqu'on arrive de bonne heure, la résection large peut seule donner quelques chances de guérison.

III. — **Fibromes.** — Plus fréquents au maxillaire inférieur qu'au supérieur ; s'observent chez les sujets jeunes.

DÉBUT. — Par le périoste (fibromes périphériques) ou l'intérieur de l'os (fibromes centraux).

Ces fibromes subissent souvent des transformations partielles (calcification, ossification). Ils se transforment quelquefois en sarcomes.

La tumeur est dure, plus ou moins élastique; ses dimensions peuvent être considérables. La gêne est proportionnelle.

TRAITEMENT. — Il consiste dans l'ablation. Le fibrome vrai ne récidive pas.

IV. — **Chondromes.** — Rares. Naissant soit dans la couche profonde du périoste (périchondromes), soit dans le corps de l'os (enchondromes.)

Le chondrome vrai (hyalin, ossifiant ou fibro-chondrome) évolue très lentement, en 20 ou 30 ans.

Le chondro-sarcome évolue vite comme une tumeur maligne, en un ou deux ans.

TRAITEMENT. — Ablation.

**V. — Ostéomes. Myxomes. Lipomes. — Rares.
Maladies des maxillaires.**

Nécroses. Actinomycose. (Voy. ces mots.)

Leontiasis ossea. — Hypertrophie diffuse des maxillaires, à marche lente, débutant généralement par le maxillaire supérieur et ne s'étendant que secondairement au maxillaire inférieur et aux os de la face. La face peut alors doubler de volume.

Alimentation, parole, respiration très gênées. Compressions nerveuses. Aliénation mentale. Mort. Cette affection apparaît entre 5 et 18 ans.

Résorption progressive des alvéoles ou mal perforant buccal. (Voy. *Alvéoles*.)

Périodontite expulsive. (Voy. ce mot.)

Ostéo-périostite du bord alvéolaire. (Voy. *Périodontite*.)

Ostéo-périostite du corps du Maxillaire. — ETIOLOGIE. — 1° Elle peut succéder à celle du bord alvéolaire par propagation directe ;

2° Elle survient quelquefois après la variole, la scarlatine, la rougeole ;

3° Intoxication phosphorée. (Voy. *Phosphorisme, Nécrose phosphorée*.)

4° Diathèse rhumatismale.

SYMPTÔMES. — 1° *Forme aiguë.* — Douleurs en un point, puis gonflement des parties molles et de l'os. Rougeur de la peau distendue.

Salivation abondante. Haleine fétide. Fièvre, délire. Convulsions chez les jeunes enfants.

Cette marche est rapide (2 ou 3 jours). En l'absence d'une intervention chirurgicale, le pus, cherchant à se faire jour, fuse à travers les alvéoles, expulse les dents, ou bien gagne la peau par des orifices qui restent fistuleux.

Trismus. Nécroses. Infection purulente.

Le maxillaire inférieur est plus fréquemment atteint.

2° *Formes subaiguë et chronique.* — La forme subaiguë, la plus ordinaire, est moins rapide, et les phénomènes offrent moins d'intensité. La forme chronique est constituée par la présence des séquestres.

Traitement. — Si la maladie est consécutive à la carie dentaire, il faut, la plupart du temps, sacrifier les dents, causes du mal, lorsque le trismus permet d'opérer.

Quant au traitement lui-même, il consiste à donner en hâte une large issue au pus, à le poursuivre jusque dans ses derniers retranchements, et à faire des irrigations antiseptiques abondantes et fréquentes.

MAXILLAIRE INFÉRIEUR.—Fractures.—La fracture du maxillaire inférieur est rare, à cause du mouvement instinctif des bras et de la protection du nez.

Etiologie. — Exceptionnelle chez l'enfant. Tractions, pendant un accouchement difficile.

Chez l'adulte.—*Causes directes.*—Chutes, coups violents.

Causes indirectes. — Elles agissent en redressant la courbe du maxillaire.

Variétés. — Il y a de simples *fêlures, des fissures* de la table externe ou interne.

Le *bord alvéolaire* est fréquemment fracturé (extractions dentaires).

La fracture de la *symphyse* siège sur la ligne médiane ; le trait est vertical. Le plus souvent, il s'agit de fracture du *corps de l'os,* avec trait de fracture oblique, au voisinage du trou mentonnier.

Fracture latérale externe, lorsque le trait de fracture siège *entre l'incisive centrale et l'incisive latérale.*

Fracture latérale interne, lorsque le trait de fracture siège *entre la canine et la 1re petite molaire*.

Il y a déplacement, chevauchement.

Le fragment antérieur est attiré par les muscles masticateurs.

Le fragment interne est attiré par le mylo-hyoïdien.

Fracture des branches. — Le trait de fracture est vertical ou oblique.

Il n'y a pas de déplacement, les muscles formant attelle.

Au niveau de l'*angle* de la mâchoire, le trait de fracture est oblique en bas et en arrière, le fragment formé par la branche montante étant taillé en biseau aux dépens de sa face interne.

La fracture du *col du condyle* est unilatérale ou bilatérale ; le condyle est placé horizontalement, la partie fracturée en dedans (ptérygoïdien interne).

Il y a, dans ce cas, saillie prétragienne, avec dépression au-dessous.

Vive douleur à la palpation.

La fracture de l'*apophyse coronoïde* est très rare et ne survient qu'à la suite d'une contraction brusque, désordonnée, du muscle temporal (épilepsie, éclampsie, tétanos).

COMPLICATIONS. — Plaies de la muqueuse. Sections des vaisseaux, du nerf dentaire.

Accidents septicémiques, fusées purulentes, ostéite, formation de séquestres.

Pseudarthroses, ankyloses.

TRAITEMENT. — Antisepsie, réduction, maintien en place.

Pour opérer la réduction, introduire un ou deux doigts dans la bouche, appuyer sur les dents. Puis, avec l'autre main, à l'extérieur, essayer de rendre son contour normal au bord inférieur de l'os.

Pour maintenir la réduction, le moyen le plus simple est de tailler sur les deux côtés opposés d'un bouchon, deux rainures destinées à recevoir les dents supérieures et inférieures, puis de mettre une fronde.

On a préconisé la ligature des dents, la suture osseuse, la ligature des dents aux antagonistes supérieurs.

La *contention* est obtenue au moyen de divers appareils : l'appareil de Cunning, qui emboîte les deux arcades dentaires ; celui de Kingsley, composé d'une gouttière maintenue en place par deux tiges métalliques qui sortent de la bouche par les commissures et vont se fixer à un bandage sous-mentonnier. Ces appareils ont de nombreux inconvénients.

L'attelle dentaire métallique, fixée aux dents par des fils, permet l'alimentation normale et les irrigations du foyer. Le malade peut parler.

S'il n'y a pas de dents restantes ou solides, il faut employer l'appareil de Martin, dans lequel un ressort relie les gouttières et la plaque sous-mentonnière.

Cependant, pour avoir toute la fixité possible et pouvoir faire varier à volonté la résistance du système, il faut adopter la modification de Martinier, dans laquelle le ressort central est remplacé par deux vis latérales.

Le bandage et les frondes immobilisent bien ; mais ne permettent pas l'alimentation, la phonation. Les frondes les plus connues sont celles de Bouisson et d'Hamilton.

Luxations. — Il y a luxation lorsque le condyle est sorti de la cavité glénoïde du temporal.

MÉCANISME DE LA LUXATION. — Normalement, le ménisque interarticulaire est maintenu en place, en arrière par le frein ménisqual postérieur, en avant par une capsule. Le ménisque, glissant sur les deux petites couches de cartilage, accompagne le condyle du maxillaire inférieur.

Si, par suite d'une cause quelconque, le mouvement se trouve exagéré : 1° le ménisque ne peut plus suivre, retenu par le frein ménisqual postérieur; 2° le condyle déchire la capsule en avant ; 3° il vient se placer dans le plan sous-temporal, après avoir abandonné le ménisque. La luxation est toujours *complète* et se fait en avant, elle est presque toujours *bilatérale*.

ETIOLOGIE. — Presque toujours traumatique (coup), ou physiologique (bâillement, chant).

Il y a 3 théories ;

1° *Osseuse*. — L'apophyse coronoïde est accrochée sous l'os malaire ;

2° *Articulaire*. — Le ménisque forme une cale qui empêche le retour du condyle dans la cavité glénoïde ;

3° *Musculaire*. — La direction des fibres musculaires des masséters et des ptérygoïdiens tend à empêcher le retour du condyle.

SYMPTÔMES. — La bouche est ouverte et ne peut se fermer. Il y a *menton de galoche*. Les régions massétérines et temporales sont très dures. En avant du tragus, le doigt sent une dépression, et en avant de cette dépression une saillie formée par le condyle. Le doigt, introduit dans la bouche, perçoit le déplacement de l'apophyse coronoïde.

La salivation est abondante.

Dans la luxation unilatérale, au lieu du menton de galoche, la face prend la position dite *gueule de brochet, bouche de chantre*.

TRAITEMENT. — Réduction.

Le malade étant assis sur une chaise, la tête appuyée contre un mur, le chirurgien se met à cheval sur les genoux du patient, face à lui.

Cette position suffit. Cependant, à ce moment, le patient peut aussi appuyer son front contre la poitrine du chirurgien, qui, lui-même appuie son menton sur la tête du malade.

Le chirurgien place alors sur la branche montante, à l'intérieur de la bouche, les deux pouces garnis d'ouate ou de linges (morsures), les autres doigts étant extérieurement sous la branche montante du maxillaire.

Le procédé opératoire consiste alors à tirer en bas, fortement, jusqu'à ce qu'on sente un léger abaissement. Pousser alors en arrière et mettre vivement les pouces en dehors des arcades dentaires.

La réduction, très facile parfois, est souvent difficile et doit être faite sous le chloroforme.

On met ensuite au malade une fronde pour maintenir l'articulation. Les récidives sont fréquentes.

Blessures par coups de feu. — Les lésions varient suivant la direction de la balle.

Sur la face externe, l'os est perforé, avec des fissures en étoile, et des esquilles volumineuses.

Sur la face supérieure, le choc se trouve transmis par les dents, ce qui explique des fissures à distance.

La fissure la plus habituelle est la fissure *verticale*.

Les fractures des branches montantes sont plus graves que celles du corps, à cause des hémorragies et de l'infection rendue possible par la difficulté d'extraction des esquilles.

D'une façon générale, du reste, l'infection est la règle dans ces foyers de fractures en communication avec la bouche.

S'il s'agit d'éclat d'obus, le maxillaire est fracassé ou emporté. La commotion cérébrale n'est pas très violente si le projectile frappe latéralement. La guérison est la règle.

Traitement. — Désinfection constante.

Résection du maxillaire inférieur. — *Résection du bord alvéolaire.* — A la gouge et au maillet.

Résection de la partie moyenne. — Le procédé de choix consiste, sans inciser la peau, à détacher la lèvre inférieure, en dedans de la bouche. Lorsque les parties molles sont désinsérées sur les faces antérieure et inférieure de l'os, deux traits de scie verticaux le séparent.

Résection d'une moitié du maxillaire. — Incision parallèle au bord inférieur de l'os. Ligature de la faciale. Désinsertion du périoste, des gencives. Trait de scie à la symphyse. On libère ensuite l'apophyse coronoïde, soit en la sectionnant elle-même, soit en coupant les insertions du temporal ; puis, pour désarticuler le condyle sans léser l'artère maxillaire interne, on rugine les insertions du ptérygoïdien externe, on imprime à l'os un mouvement de torsion sur lui-même et d'arrachement.

Résection totale. — C'est la répétition sur les deux moitiés de l'os de l'opération précédente.

MAXILLAIRE SUPÉRIEUR. — Fractures. — Les fractures du maxillaire supérieur sont rares, malgré sa fragilité, parce qu'il est protégé par le nez, les os malaires, le maxillaire inférieur.

ÉTIOLOGIE. — Causes *directes* : coup de poing, de bâton, coup de pied de cheval, chute avec un corps étranger tenu dans la bouche.

Causes *indirectes* : chute sur le nez, les os malaires.

Ces fractures peuvent être de plusieurs ordres, par enfoncement, transversales, verticales, horizontales et même on a observé la disjonction sur la ligne médiane des maxillaires supérieurs et des palatins.

SYMPTÔMES ET DIAGNOSTIC. — Tantôt les signes sont évidents. Mobilité anormale, déformation, douleur, crépitation, hémorragies buccales et nasales. Tantôt le diagnostic est plus difficile. Il faut rechercher l'ecchymose palatine, l'ecchymose sous-conjonctivale tardive, l'emphysème de la paupière, de la joue.

La perte de la sensibilité dans la zone de distribution du nerf sous-orbitaire et des rameaux dentaires antérieurs et postérieurs indique que le tronc nerveux est comprimé ou rompu.

Le point ptérygoïdien d'Alph. Guérin (pression du doigt sur l'aile interne de l'apophyse ptérygoïde) indique une fracture horizontale.

Les phénomènes inflammatoires ne sont générale-

ment pas très graves ; la nécrose et les accidents septicémiques sont rares.

Variétés. — Fractures partielles.

1º Du bord alvéolaire (dentistes) ;

2º De la branche montante ;

3º De la voûte palatine. Généralement par coup de
feu (petit trou rond au milieu d'une zone brûlée).

Fractures étendues. — Elles atteignent le sinus
maxillaire par effondrement de la paroi antérieure
(coup violent). Emphysème sous-cutané. A la palpation, sensation de crépitation neigeuse. Hémorragies.

Fractures totales. — Par armes de guerre :

Fracture verticale. — Séparation des deux maxillaires supérieurs. Coup de sabre.

Fracture verticale et latérale. — Au coin de l'aile
du nez.

Fracture transversale.—Par coup de sabre. Section
du bord alvéolaire, du maxillaire inférieur, du vomer
et des apophyses ptérygoïdes.

Fracture par rétropulsion. — Par éclat d'obus. —
Projection en arrière du maxillaire supérieur contre la
base du crâne et la colonne vertébrale. Compression du
cerveau et des carotides. Mort.

Complications. — Erisypèle : le streptocoque de
Felheisen vit à l'état normal dans les fosses nasales.

Tétanos, dans les fractures par coups de pied de
cheval.

Inflammation des sinus frontaux. Méningite. Névralgies. Paralysies. Rétrécissement du canal lacrymal.

Traitement. — Désinfection. Lavages. Tenter la réduction des fragments osseux, si cela est possible. Ne
pas enlever les esquilles. Immobiliser au moyen des
appareils contentifs.

Appareil de Graefe. — Gouttière moulée sur l'arcade alvéolaire.

Elle est maintenue par deux tiges métalliques, qui, se
recourbant hors de la cavité buccale, vont rejoindre deux

écrous à vis de pression insérés sur un ressort d'acier courbé, placé sur le front et bouclé autour de la tête.

Appareil de Goffres. — Bandeau de tête circulaire, renforcé d'avant en arrière par une autre bande.

Sur le front, pelote portant les vis à pression, dans lesquelles peuvent glisser les deux tiges qui, descendant le long du nez, se recourbent, vont maintenir la gouttière alvéolaire. Le long des tiges peuvent glisser des petites pelotes, qui viennent maintenir la face antérieure du maxillaire.

Dans les cas simples, on emploiera la ligature des dents ou la plaque palatine en vulcanite ou en métal, retenue par des crochets.

Lorsqu'il n'y a pas de dents, employer l'*appareil de Cunning*, qui se compose de deux gouttières emboîtant les maxillaires supérieur et inférieur. Les gouttières sont réunies par quatre piliers circonscrivant trois orifices, antérieur pour les aliments, latéraux pour l'écoulement de la salive.

Blessures par coups de feu. — **Blessures de guerre.** — La balle peut traverser les maxillaires supérieurs et la partie intermédiaire des fosses nasales dans différentes directions : *transversalement*, d'une fosse canine à l'autre, en ouvrant le sinus maxillaire (c'est le cas le plus favorable), *d'avant en arrière*, en traversant le maxillaire, brisant la branche montante du maxillaire inférieur, ou traversant la parotide. Elle reste implantée dans le rachis ou s'échappe par les parties latérales du cou.

Traitement. — Enlever le projectile. Lutter contre l'infection.

Suicide. — Le coup de feu tiré dans la bouche agit par l'explosion et par le projectile.

Avec une arme de guerre, il y a éclatement, écartement des maxillaires supérieurs, des malaires. Le crâne se disjoint, éclate.

Avec un révolver, le projectile, moins rapide, perfore

la voûte palatine, se loge dans l'ethmoïde, le sphénoïde ou pénètre dans le cerveau.

Suivant la direction de la balle, il peut y avoir les phénomènes suivants : hémorragie, écoulement du liquide céphalo-rachidien, emphysème orbitaire, hémorragies de la carotide interne, des sinus caverneux, lésions des 2_e, 3e, 4e, 5e et 6e paires nerveuses.

La balle, déviée par les dents ou les os, va se loger dans l'arrière-bouche, le cou, les fosses zygomatique ou temporale. La blessure, non mortelle, peut le devenir par hémorragie. On ligature ordinairement la carotide primitive.

TRAITEMENT. — Ablation des esquilles. Sutures. Appareil de soutien et surtout désinfection du foyer.

Résection du Maxillaire supérieur. — Résection totale. — On opère le sujet, la tête pendante au bout du lit d'opération (position de Rose). La déclivité du pharynx par rapport au larynx empêche la pénétration du sang dans les voies aériennes. La fosse nasale du côté à opérer est tamponnée.

L'incision, conduite à fond, suit la face inférieure de l'orbite, puis descend le long du nez et coupe la lèvre supérieure, soit directement, soit sur la ligne médiane, après avoir contourné la narine. On décolle à la rugine et l'on met ainsi à nu les faces antérieure et orbitaire du maxillaire, une portion de l'os malaire. On scie le malaire en regard de la fente sphéno-maxillaire, puis le plancher de l'orbite, depuis cette fente jusqu'au canal nasal. Enfin la branche montante du maxillaire est sectionnée.

Ceci fait, on désinsère les tissus de la joue, on désinsère la muqueuse palatine depuis les dents jusqu'à la suture médiane. On enlève la canine ou une incisive, puis, avec la cisaille à longs mors, on sectionne le bord alvéolaire et la voûte palatine un peu en dehors de la ligne médiane, pour ne pas ébranler la cloison du nez.

Le maxillaire tient encore au niveau de l'apophyse

ptérygoïde. On l'enlève avec le davier de Farabeuf. La résection terminée, on rétablit le palais, en suturant la muqueuse palatine décollée à la face interne de la joue.

Résections partielles. — BORD ALVÉOLAIRE. — S'il s'agit d'enlever un séquestre ou de ruginer un os, la chose est simple.

S'il s'agit d'un néoplasme, il faut enlever les dents qui pourraient gêner, circonscrire au bistouri le néoplasme, l'enlever largement à la gouge et au maillet, puis ruginer.

S'il s'agit d'enlever le plateau palato-dentaire, il faut dénuder le bord alvéolaire, la partie inférieure de la face antérieure de l'os et la moitié de la voûte palatine. On sectionne ensuite transversalement la face antérieure de l'os à la gouge et au maillet.

On introduit la lame de la pince qui coupe la face interne et la tubérosité postérieure.

On sectionne le palais osseux. On enlève ensuite au davier le segment d'os.

MENTHOL. — Employé comme anesthésique de la dentine, comme odontalgique.

℞ Menthol.............................. 2 parties.
　Croton chloral....................... 3　—

MERCURE. Hg. — Le mercure chimiquement pur est employé en art dentaire pour la trituration des divers amalgames. (Voy. *Obturation dentaire*.)

Sublimé ou bichlorure de mercure. Hg Cl². — Masse blanche, lourde, goût métallique. Antiseptique, antisyphilitique; soluble dans l'eau. Les parties inférieures d'une solution de Hg Cl² sont plus fortes que les supérieures (toxique). La solution est altérable par la lumière; se transforme en calomel.

Liqueur de Van Swieten.— 1 pour 1000. (Usage externe.)— En grande quantité, on l'emploie à 0,25 p. 1000 (antisepsie buccale).

$$\text{Pilules de Dupuytren} \begin{cases} \text{Sublimé} \dots \dots \dots & 1 \text{ centig.} \\ \text{Extrait d'opium} \dots \dots & 2 \;\; — \\ \text{Extrait de gaïac} \dots \dots & 4 \;\; — \end{cases}$$

Pour la désinfection des instruments, on n'emploie le sublimé qu'exceptionnellement (syphilitiques).

Protoiodure de mercure. — Poudre verte, insoluble dans l'eau et l'alcool. Antisyphilitique.

$$\text{Pilules de Ricord} \begin{cases} \text{Proto-iodure de mercure.} & 5 \text{ centig.} \\ \text{Extrait d'opium} \dots \dots & 2 \;\; — \\ \text{Extrait de gaïac} \dots \dots & 3. \;\; — \end{cases}$$

Biiodure de mercure. $Hg\,I^2$. — Poudre rouge, soluble dans l'alcool à chaud. Antiseptique dangereux. Dose maxima : 1 p. 3000 à l'intérieur.

$$\text{Sirop de Gibert} \begin{cases} \text{Iodure de potassium} \dots & 20 \text{ gr.} \\ \text{Biiodure de mercure} \dots & 40 \text{ centigr.} \\ \text{Sirop} \dots \dots \dots \dots & 1 \text{ litre.} \end{cases}$$

Calomel ou protochlorure de mercure. $Hg^2\,Cl^2$. — Purgatif pour enfants, vermifuge, antisyphilitique. Incompatible avec looch, chlorures, alcalis, fer. Ne prendre ni sel, ni amandes amères.

Intoxication chronique. Hydrargyrisme. — ETIOLOGIE. — *Suicide* par sublimé, 15 centigrammes suffisent.

Origine professionnelle. — Mineurs de cinabre, doreurs, étameurs de glaces, chapeliers, fabricants de baromètres, démêleurs de crins de chevaux.

Origine thérapeutique. — Absorption cutanée (frictions), intestinale (calomel).

SYMPTÔMES. — Stomatite mercurielle. (Voy. ce mot.)

Symptômes nerveux. Tremblement mercuriel, très rapide, débutant par la face, hémiplégie.

Albuminurie, cachexie.

TRAITEMENT. — 1° *Intoxication professionnelle.* — Cesser d'abord la profession. Hygiène générale. Hygiène buccale et dentaire. Lavages de bouche antiseptiques. Sublimé au dix-millième.

Chlorate de potasse, qui, s'éliminant par les glandes salivaires, neutralise la salive mercurielle.

2° *Intoxication aiguë*. — Blancs d'œufs, faire vomir. Caféine.

℞ Blancs d'œufs........................ n° 4
Eau................................. 1 litre.

MICROBES (μιχρός, petit; βίος, vie). — Etres microscopiques, répandus dans l'air, dans l'eau et dans le sol et qui peuvent impressionner l'organisme de façon à constituer la maladie.

Microbes de la bouche. — La respiration, l'alimentation apportent constamment dans la bouche des germes innombrables, qui trouvent dans le milieu buccal un excellent milieu de culture.

Il s'en suit que la bouche d'un individu sain contient une multitude de microbes. Mais ceux-ci ne sont pas pathogènes à l'état normal. Pour qu'ils deviennent virulents, il faut un état de moindre résistance général ou local.

Voici les principaux microbes de la bouche à l'état normal :

Pneumocoque.
Streptocoque pyogène.
Staphylocoque.
Bacterium coli.
Pneumo-bacille de Friedländer.
Bacille pseudo-diphtérique.
Leptothrix racemosa.
Spirochætes denticola.
Vibrio rugula.
Bacillus amylobacter.
Bacillus subtilis.

Outre ces microbes, divers auteurs ont isolé de nombreuses espèces microbiennes :

Miller (8), Galippe et Vignal (5), Arkovy (10), Black (16), Choquet (5), Goadby (3), Rosenthal et Freund.

MIGRAINE (ἥμισυς, moitié ; κρανίον, crâne). — Affection caractérisée par des accès douloureux de la moitié de la face, avec troubles vaso-moteurs (élancements) et quelquefois vomissements.

La migraine est très souvent d'origine dentaire.

MORPHINE. $C^{17}H^{19}AzO^3$. — Chlorhydrate de morphine, alcaloïde de l'opium. Soluble dans l'eau chaude et l'alcool.

Calmant. On peut l'employer dans les cas de névralgies faciales, mais il faut l'éviter à cause de la morphinomanie.

Sirop de morphine { Morphine........ 1 centigr. / Sirop............ 20 gr.

Injections hypodermiques. — 1 ou 2 p. 100.

Pour éviter la transformation de la morphine en **apomorphine**, on emploie.

℞ Chlorhydrate de morphine........... 10 centigr.
Sulfate neutre d'atropine............ 1 —
Eau distillée de laurier cerise......... 10 grammes.

Intoxication. Morphinomanie. — ETIOLOGIE. — La plupart du temps, la cause première est une piqûre ordonnée par le médecin pendant une maladie.

Névrosés, Littérateurs, Médecins, Classe instruite.

DOSES PROGRESSIVES. — 2 centigr., 1 gr., 2 gr. et 5 et 6 gr. par jour.

SYMPTÔMES. — Au bout de quelques mois, teint pâle amaigri, ridé. Pupilles rétrécies. Yeux ternes, sauf après la piqûre où ils sont brillants. Constriction épigastrique. Appétit modifié. Digestion lente. Constipation. Bouche sèche, pâteuse.

Altérations dentaires. — Très rapides. Carie des surfaces triturantes des grosses molaires, puis des prémolaires, des incisives et des canines.

Palpitations de cœur, lorsque les piqûres cessent. Tendances à la syncope. Hallucinations. Rêves affreux. Impuissance génitale. Troubles de la menstruation. Tendance à l'avortement.

Sur la peau, on voit la trace de piqûres faites avec

des aiguilles septiques. Croûtes, nodosités, abcès, ulcérations.

Au point de vue intellectuel : avant la piqûre, la volonté est affaiblie, l'intelligence déprimée, endormie; après la piqûre, l'intelligence est vive, éveillée, lucide; elle augmente, en même temps que les forces physiques.

Pronostic. — Il y a modification de l'organisme, moindre résistance aux maladies; les traumatismes, les opérations même légères peuvent devenir graves. Le morphinomane meurt généralement soit de cachexie, soit de mort subite.

Traitement. — Suppression de la morphine, lente ou brusque. La méthode lente, progressive, est plus prudente.

MORVE. — Infection, transmissible du cheval à l'homme, due à un bacille spécifique, caractérisée par des suppurations multiples, avec prédominance habituelle sur les fosses nasales.

MUGUET. (Voy. *Stomatites.*)

MYXOME (μυξα, mucosité). — Tumeur formée par des tissus muqueux.

N

NAPHTOL. $C^{10}H^8O$. — Insoluble dans l'eau. Soluble dans l'alcool, l'éther, la vaseline. Antiseptique pulvérulent; préconisé dans l'antisepsie gastro-intestinale.

Deux naphtols α et β, Le naphtol α est plus antiseptique et moins toxique.

A l'intérieur : cachets de 20 à 50 centigrammes ; dose maxima : 2 gr. par jour.

A l'extérieur, en pommade dans les maladies de peau.

Dose mortelle à partir de 3 grammes.

Eau naphtolée. — Pour l'antisepsie buccale :

℞ Naphtol α ou β............ ....   2 gr.
   Alcool......,..............   200 —
   Eau...................... ...,   1000 —

Benzo-naphtol. — Plus soluble que le naphtol. Antisepsie intestinale.

NAUSÉE (ναυσία, envie de vomir). — Les nausées sont assez fréquentes lors de la prise d'empreinte du maxillaire supérieur.

TRAITEMENT. — Faire respirer par les narines de l'alcool camphré.

Faire pratiquer des inspirations profondes et répétées.

Badigeonnages cocaïnés.

NÉCROSE (νεκρός, mort). — Arrêt des manifestations vitales dans une partie de l'organisme. Gangrène. Mort de l'os. Le point gangrené s'appelle *séquestre*.

VARIÉTÉS. — 1º *Nécrose par insuffisance ou arrêt de la circulation du sang.* —Elle résulte de l'oblitération, de l'embolie de l'artère nourricière de l'os, du décollement du périoste (fractures) ;

2º *Nécrose par destruction brusque des éléments constituants de l'os.* — Par brûlures, caustiques (acide arsénieux) ;

3º *Nécrose par destruction lente des éléments constituants de l'os.*

FORME ET ASPECT DES SÉQUESTRES. — Lorsque l'évolution de la nécrose a été *brusque*, le séquestre est *dur*, *lisse*, couleur blanc ivoire.

Lorsque l'évolution a été *lente*, le séquestre est *rugueux*, recouvert de petites aiguilles osseuses (ostéophytes). Coloration moins blanche.

Lorsque le séquestre évolue à l'air, il est grisâtre, noirâtre. Dans le cas contraire, sa couleur est blanc ivoire.

Nécrose simple des maxillaires. — ÉTIOLOGIE.

— Toutes les conditions qui altèrent la vitalité des os et les exposent aux attaques des agents infectieux de la bouche.

Carie, fractures, traumatismes.

Actinomycose. Syphilis. Epithélioma. Intoxications par le phosphore, l'arsenic, le mercure. Maladies infectieuses.

Symptômes. — **Nécrose du maxillaire inférieur.** — 1° *Nécrose du bord alvéolaire.* — La plus fréquente, à cause des microbes de la salive. Comme le fait remarquer Bérard, tout se passe dans l'intérieur de la bouche. Il y a, soit aux gencives, soit aux culs-de-sac gingivaux, des abcès à répétition, dont l'ouverture reste toujours fistuleuse;

2° *Nécrose du corps.* — Souvent consécutive à la précédente. Une partie du phénomène se passe dans la bouche, l'autre dans la joue, dans le cou. Il y a des fistules extérieures vers l'angle du maxillaire.

Nécrose du maxillaire supérieur. — La nécrose, assez rare, intéresse soit le bord alvéolaire, soit la voûte palatine.

1° *Nécrose du bord alvéolaire.* — Il n'y a pas de réparation, à cause du peu d'épaisseur de l'os et du périoste; fistules dans la bouche;

2° *Nécrose de la voûte palatine.* — Consécutive à la précédente. Il y a des perforations de la voûte.

Réparation. — **Nécrose du maxillaire inférieur.** — L'os nouveau se forme sous le séquestre, dans la gouttière constituée par le périoste qui tapissait le bord inférieur et les deux faces de l'os ancien. Il y a une rétraction due aux muscles, de sorte que l'os nouveau décrit un demi-cercle concentrique à l'os ancien.

L'angle du maxillaire est effacé et l'ensemble de la reproduction osseuse a une longueur moindre que la partie nécrosée (Ollier).

Nécrose du maxillaire supérieur. — Nous avons vu plus haut qu'il n'y a pas de régénération osseuse.

Diagnostic. — La sonde introduite dans une fistule alvéolaire rencontre une racine cariée, dont le contact simule un séquestre et fait croire à une nécrose. Un examen attentif empêche cette erreur. Du reste, dans tous les cas, l'extraction de la racine est le premier temps du traitement.

Traitement. — Enlever le séquestre. On attend qu'il se mobilise, sauf le cas où l'opération est indiquée plus tôt par l'état général du malade.

En attendant la mobilisation du séquestre, on doit faciliter l'écoulement du pus par le drainage et les injections antiseptiques.

L'intervention elle-même consiste à débrider par l'intérieur de la bouche, toutes les fois que cela est possible, à écarter la gouttière osseuse nouvelle, à saisir le séquestre et à l'enlever. On doit conserver les dents.

Chez les enfants, les germes des dents permanentes peuvent rester intacts sous un bord alvéolaire nécrosé.

Nécrose phosphorée. — Etiologie. — Les professions où on emploie le phosphore blanc.

Fabriques d'allumettes, trempage et séchage, fabrication de la mort-aux-rats, qui est une pâte phosphorée.

Ce qui est dangereux, c'est l'oxydation du phosphore et son passage à l'état d'acide phosphorique.

Théories. — Strohl dit que les vapeurs dégagées par le phosphore blanc viennent irriter les gencives, puis le périoste.

Magitot dit qu'il faut des causes générales. Il a observé que jamais la nécrose ne se produit quand il n'y a pas de caries pénétrantes dans la bouche.

Cependant Trélat a observé la nécrose sans caries dentaires.

Lorinser dit que c'est une dégénérescence phosphorique du tissu osseux.

Enfin Wegner établit que le phosphore a une influence sur le périoste de tous les os , le premier phénomène se trouve ainsi être une périostite.

Magitot reprend et dit que la nécrose phosphorée est une déminéralisation du tissu osseux et calcaire.

Riche, d'après ses expériences sur les animaux, démontre qu'il s'agit d'une ostéite par brûlure, que le phosphore agit comme caustique.

Le phosphorisme est donc dû à deux causes : *locale :* les caries dentaires ; *générale :* la déminéralisation du tissu osseux.

Symptômes. — La mâchoire inférieure est affectée de préférence. Le début est marqué par des douleurs dentaires, qui ne sont aucunement modifiées par l'extraction. Les gencives deviennent rouges, violacées, tuméfiées. De petits abcès se forment, clapiers de pus fétide, sous lesquels la sonde perçoit l'os très dur. Les dents tombent. De petites aiguilles osseuses sortent au milieu du pus. Il y a de la sialorrhée; les douleurs augmentent, s'étendent à la région de la tempe et de l'oreille.

A ce moment, quelquefois le séquestre s'élimine seul, mais il y a toujours récidive.

Dans la majorité des cas, la suppuration devient constante. La période de mobilisation du séquestre durant quelquefois plusieurs années, l'état général se prend, le malade devient cachectique, fait de la pneumonie.

Il peut y avoir aussi extension aux os voisins : malaires, palatins, cornets, vomer, et même aux os du crâne. Cet envahissement est indiqué par des douleurs profondes de l'oreille, avec otorrhée.

Diagnostic. — Profession. Longue durée de l'affection. Mode de début. Rechercher le séquestre, sentir s'il est mobile, si la nécrose est limitée.

Pronostic. — Toujours grave, à moins qu'on ait la chance d'arriver tôt et de trouver la nécrose bien limitée.

La gravité du pronostic résulte non seulement des

désordres locaux, mais aussi des complications toujours à craindre.

TRAITEMENT. — Il consiste surtout dans la prophylaxie. Le phosphore rouge devrait être emp'oyé, au lieu du phosphore blanc. Les ateliers doivent être aérés et surtout les ouvriers ne doivent pas prendre leurs repas dans les ateliers, et sans un lavage soigneux des mains et même de la bouche. En outre, il importe d'obturer immédiatement toutes les caries.

Le traitement chirurgical consiste dans l'ablation du séquestre. Nous avons vu que les rechutes sont malheureusement la règle.

Nécrose des dents spéciale aux ouvriers des fabriques de poudre. — Elle affecte les incisives supérieures et inférieures ; elle est probablement due aux émanations d'acide nitrique.

Elle consiste dans une usure progressive, remarquable en ce que les incisives inférieures s'altèrent en avant et en dessous, les incisives supérieures en arrière et en dessus. La couronne disparaît peu à peu, et la nécrose semble alors s'arrêter (R. Vogt).

Nécrose spéciale aux ouvriers en gutta-percha. — On a signalé dans les fabriques de gutta-percha une nécrose absolument analogue à la *nécrose phosphorée.* (Voy. ce mot.)

NÉOPLASME (νεος, nouveau ; πλάσμα, formation). — Tumeur de nouvelle formation : Epithélioma, Cancer.

NERF FACIAL. — Voy. *Névralgie, Paralysie.*

NETTOYAGE DES DENTS. — Le nettoyage consiste dans l'ablation du tartre. C'est une opération de la plus haute importance dans les diverses gingivites et stomatites, et c'est toujours par le nettoyage que doit débuter le traitement.

Il est indispensable que le nettoyage soit absolu et il faut poursuivre le tartre jusque dans l'alvéole. Si les instruments ordinaires ne suffisent pas, on peut employer utilement les instruments de Junger.

Une bonne précaution consiste à mettre des lunettes pour faire les nettoyages. Cela empêche la projection dans l'œil des fragments de tartre (infection).

Les instruments servant au nettoyage doivent être *rigoureusement* stérilisés après chaque opération.

NÉVRALGIE (νεῦρον, nerf; ἄλγος, douleur).— Douleur ancinante, ordinairement paroxystique, suivant le trajet d'un nerf, avec points douloureux à ses points d'émergence.

NÉVRALGIE DES ÉDENTÉS. — Forme spéciale de la névralgie du trijumeau, chez les vieillards privés de dents.

C'est une *névralgie alvéolaire*. Elle est due à la compression, à l'irritation des filets nerveux par le tissu osseux condensé en un point.

TRAITEMENT. — C'est le traitement habituel de la *névralgie du trijumeau*. (Voy. ce mot.) Résection du bord alvéolaire.

NÉVRALGIE DU TRIJUMEAU. — Appelée aussi *névralgie faciale, trifaciale, Maladie de Fothergill, prosopalgie.*

ETIOLOGIE. — Age adulte, sexe féminin, hérédité, chlorose, anémie, *impaludisme*, syphilis, froid. En tête des causes locales, il faut placer les *affections dentaires*, odontomes, accidents de dents de sagesse, carie; puis viennent les affections du *sinus*, des fosses nasales, de l'oreille. La névralgie du trijumeau peut en outre être déterminée sur tout le parcours du nerf par une lésion ou une compression provoquée par une tumeur ou une carie osseuse.

SYMPTÔMES. — Douleur continue et douleur paroxystique constituant l'accès.

L'accès dure généralement un quart d'heure. Plus la

maladie est vieille, plus les accès sont longs et fréquents. Ils sont provoqués par l'excitation la plus légère, courant d'air, choc, froid, mastication, choc sur une dent malade, émotion. La douleur elle-même est atroce, lancinante, le malade pousse des cris pendant les accès, et même dans leur intervalle; il y a des points douloureux au niveau de *l'échancrure sus-orbitaire*, du *trou sous-orbitaire* et du *trou mentonnier*, du point *apophysaire*, qui siège sur la tubérosité occipitale externe et sur les deuxième et troisième apophyses épineuses.

Les douleurs s'irradient à l'épaule, aux espaces intercostaux et quelquefois aux membres. Localisée d'un seul côté de la face, la névralgie peut aussi envahir le côté opposé.

La douleur continue entre les accès, consiste en fourmillements de la langue, des gencives et de la face. Il y a de l'hyperesthésie.

La névralgie du trijumeau provoque différents troubles : *moteurs* (tremblements des commissures), *vasomoteurs* (rougeur de la face, élévation de la température), *sécrétoires* (larmoiement, ptyalisme), *trophiques* (chute des poils, changement de leur coloration).

Herpès (lèvres, langue, gencives et muqueuse buccale).

On a observé aussi la *langue noire pileuse*.

Symptômes généraux. — Dégoût de tout. Troubles digestifs, épuisement, suicide.

VARIÉTÉS. — 1° *Névralgie totale*. — Affectant les trois branches, ou deux branches, ou une seule.

Ordre de fréquence : maxillaire supérieur, branche ophtalmique, maxillaire inférieur ;

2° *Névralgie du nerf maxillaire supérieur*. — Joue, lèvre supérieure, gencives, paupière inférieure.

Point sous-orbitaire, molaire, points dentaires ;

3° *Névralgie de la branche ophtalmique*. — Front

et partie antérieure du cuir chevelu, sourcil, paupière supérieure, racine et lobule du nez.

Point sus-orbitaire (surtout chez les impaludiques), nasal, du lobule du nez;

4° *Névralgie du nerf maxillaire inférieur*.—Dents, lèvre, menton, joue, oreille, langue, plancher de la bouche.

Point mentonnier, auriculo-temporal (au-dessous et en avant du tragus), point lingual, labial, points dentaires.

DIAGNOSTIC. — Les points douloureux, les troubles moteurs, vaso-moteurs et sécrétoires, permettront de ne pas confondre avec l'odontalgie simple (localisée), la migraine (qui ne suit pas le trajet anatomique des nerfs).

PRONOSTIC. — Réservé, à cause de la ténacité et de la tendance à la récidive.

TRAITEMENT. — Avant tout, il faut traiter les dents malades, enlever les chicots. Enlever les dents qui sont le point de départ des douleurs; mais ne jamais enlever les dents saines, qui ne sont douloureuses que pendant les accès.

1° *Traitement médical*.— L'aconitine cristallisée de Duquesnel, le sulfate de quinine. Les deux médicaments associés.

℞ Aconitine cristallisée de Duquesnel.   1/10 de milligr.
     Sulfate de quinine................   10 centigr.
         Pour 1 pilule n° 10.
Une pilule toutes les heures pendant 10 heures.

Pyramidon. (Voy. ce mot.)

Opium, révulsifs (chlorure de méthyle), électricité.

2° *Traitement chirurgical*. — Il n'a pas donné de résultats durables. On a pratiqué l'élongation ou la section des nerfs, l'ablation du ganglion de Meckel, du ganglion de Gasser.

. **NÉVRITE.** — Inflammation des nerfs. Elle est *aiguë* ou *chronique*.

NIRVANINE. C^{14} H^{20} O^4 Az^{22} HCl. — Dérivé de l'Or-thoforme.

Découverte par Einhorn et Heinz et préconisée en art dentaire par Bonnard.

TECHNIQUE OPÉRATOIRE. — Celle de la cocaïne. (Voy. *Injections* et *Cocaïne.*)

On emploie le chlorhydrate de nirvanine en solutions aqueuses à 3 ou 4 p. 100.

Il faut injecter 1 centim. cube et ne jamais dépasser o gr. 75 centigrammes.

La nirvanine n'est pas caustique. Sa toxicité est quinze fois moins grande que celle de la cocaïne. L'injection peut se faire dans les tissus hyperhémiés; de plus, les solutions ne se corrompent pas.

NITRATE D'ARGENT. Az O^3 Ag. — Sel obtenu en dissolvant l'argent dans l'acide azotique pur. Les cris-taux coulés dans un moule constituent la *pierre in-fernale*.

Excellent anesthésique de la dentine. Employé contre la sensibilité du collet.

INCONVÉNIENTS. — Il noircit les dents,

NOMA (νέμειν, ronger). — Gangrène de la bouche. (Voy. *Gingivite gangréneuse.*)

O

OBTURATION DES DENTS. — L'obturation est une restauration partielle de la dent. (Voy. *Restaura-tion.*) Nous avons indiqué d'autre part (voy. *Carie*) le traitement préliminaire à l'obturation. Nous allons in-diquer rapidement chacune des substances obturatrices et la technique particulière à chacune d'elles.

Gutta-percha.— AVANTAGES. — Grande adhérence.
N'est pas irritant.

On l'emploie surtout pour les obturations provisoires. La gutta à l'oxyde de zinc est employée dans le
voisinage de la pulpe, pour l'obturation des canaux radiculaires et le placement des couronnes métalliques ou
des dents à pivot.

INCONVÉNIENTS.— Ne résiste pas très longtemps.

TECHNIQUE OPÉRATOIRE.— Ramollir la gutta sur une
plaque chauffée ou sur la flamme, en évitant de la
brûler. On la prend avec la spatule et on la place dans
la cavité préalablement séchée à l'air chaud. On foule
légèrement et on enlève l'excès de gutta.

Ciment.—Le ciment se compose d'une poudre (oxyde
de zinc) et d'un liquide quelquefois cristallisé (acide
phosphorique). C'est le mélange qui constitue la *pâte
obturatrice*.

AVANTAGES.— Sa couleur, se rapprochant de celle de
la dent.

Sa plasticité pour les dents à bords minces.

Indiqué pour les dents de devant.

INCONVÉNIENTS. — Usure quelquefois rapide par les
acides buccaux et la mastication.

TECHNIQUE OPÉRATOIRE. — La digue ayant été placée, la cavité ayant été préparée en se rapprochant le
plus possible du cône renversé, et séchée à l'air chaud,
on prépare le ciment. Cette préparation consiste à
mêler le liquide et la poudre au moyen de la spatule, sur
un verre dépoli. Ce mélange doit se faire en amenant
progressivement la poudre dans le liquide et en tritu-
rant. On doit triturer jusqu'à ce que le mélange ait la
consistance du mastic. On introduit alors le ciment
dans la cavité, par boulettes successives, en foulant
d'abord dans les points de rétention et en mettant ensuite une boulette centrale.

On fait mordre, de façon à ce que l'articulation
soit exacte. On corrige s'il y a lieu. On polit avec

des disques de papier de verre, puis avec les brunissoirs.

Amalgame. — C'est le mélange d'un alliage de divers métaux avec du mercure.

Les formules des alliages varient à l'infini. En voici quelques-unes :

Argent	41
Etain	59

(ARRINGTON)

Argent	57
Etain	38
Or	5

(FLAGG.)

Argent	47
Etain	47
Cuivre	5
Or	1

(LAWRENCE.)

AVANTAGES. — Obturation dure, indiquée sur les surfaces triturantes, quand le peu de résistance des bords est une contre-indication à l'aurification.

INCONVÉNIENTS. — Contraction de l'amalgame survenant au bout de quelques années et laissant entre l'obturation et les parois de la cavité une fissure microscopique, qui permet la récidive de la carie.

Ce retrait peut être amoindri, si l'on a la précaution d'ajouter un peu de poudre d'amalgame vieux (Godon).

Couleur plus ou moins noire, donnant, même par transparence, une teinte sombre à la dent.

TECHNIQUE OPÉRATOIRE. — Mettre dans le mortier une quantité suffisante d'alliage, y verser ensuite un peu de mercure chimiquement pur, puis triturer avec le petit pilon. Lorsque la masse est amalgamée, on enlève l'excédent de mercure, en la pressant dans une peau de chamois ou un chiffon. On la triture alors à la main et on lave dans un peu d'alcool pour que la couleur soit moins noire.

La digue ayant été placée, la cavité préparée et séchée, on introduit l'amalgame par boulettes successives, en ayant soin de les condenser à mesure qu'on les place. On fait mordre, pour s'assurer de l'articulation et, au moyen de feuilles d'or ou d'étain, on retire le mercure, qui, par la pression, arrive à la surface.

Un amalgame ainsi condensé et dont on a exprimé l'excédent de mercure dure plus longtemps et rend les plus grands services au point de vue de la mastication.

Son durcissement exige toutefois plusieurs heures et on remet à la séance suivante le polissage, qui se fait avec des brunissoirs à main ou à tour.

Amalgame de cuivre.—Avantages.—Il est mieux toléré au voisinage de la pulpe. Durcissement plus rapide.

On l'emploie souvent pour les dents de lait.

Inconvénients. — Couleur noire persistante.

Technique opératoire. — On le vend en blocs durs, que l'on fait chauffer jusqu'à ce que de fines gouttelettes apparaissent à la surface. On les met alors dans le mortier et on les triture. On enlève l'excédent de mercure, on lave à l'alcool et on s'en sert comme de l'amalgame ordinaire.

Etain. — L'étain s'emploie comme l'or mou.

Email. — **Morceaux d'émail.** — Les fournisseurs vendent des morceaux d'émail, dont le diamètre est le même que celui d'une fraise correspondante. Il suffit alors de préparer la cavité de la dent, en ayant soin de se servir de la fraise spéciale. Le morceau d'émail, pourvu d'une rainure circulaire à sa face interne, est fixé à l'aide de ciment clair.

Avantages. — Couleur très naturelle. Indiqué pour les dents de devant.

Inconvénients. — Le ciment s'altère plus ou moins rapidement, le morceau d'émail tombe.

Email fusible.— On prend l'empreinte de la cavité, au moyen d'une petite feuille de platine ou d'or, et, dans ce moule, on fait fondre l'émail, ce qui exige une température très élevée et une instrumentation spéciale. Les résultats sont excellents au point de vue esthétique, mais les obturations d'émail ont toujours l'inconvénient d'exiger l'emploi du ciment, qui, lui, est attaqué par les acides buccaux.

Or.—On emploie l'or sous deux formes différentes : or adhésif et or mou.

Avantages. — L'or est la matière obturatrice de choix, car il est inattaquable par les acides de la bouche, il n'a pas de retrait et sa dureté est très grande.

Inconvénients.— Sa couleur ne peut être considérée comme un inconvénient relatif que pour les dents de devant. Mais il faut que la cavité à obturer ait des bords solides, épais pour permettre la condensation de l'or.

Or adhésif. — Préparation de la cavité. — La forme idéale est le cône renversé et il faut se rapprocher autant que possible de cette forme. Néanmoins, dans certains cas, c'est impossible. Il faut alors faire, au moins dans deux parois opposées, des *points de rétention*, dont l'axe converge vers le centre de la future obturation. On multiplie ces points autant que possible et on fait également, avec les fraises en forme de roue, des rainures destinées à retenir l'obturation.

Ici plus que pour toute autre obturation, l'emploi de la digue est de rigueur. L'aurification à l'or adhésif étant, en effet, basée sur la propriété d'adhésion de l'or recuit, la moindre humidité empêche cette adhésion.

Technique opératoire. — L'or étant préparé d'avance en petits morceaux, que l'on a découpés dans une feuille d'or pliée, on place ces morceaux sur une plaque chauffée, ou bien on les passe légèrement sur une flamme d'alcool. On garnit alors les points de rétention en condensant l'or avec une pointe à main, puis avec le marteau automatique. On monte ensuite l'aurification par couches successives, en condensant à mesure. Une bonne méthode consiste, pour chaque étage, à garnir d'abord la périphérie, puis à finir par un bloc central qui forme clef.

Lorsque l'aurification est finie et bien condensée, on articule, on corrige à la meule et on polit.

Or mou. — PRÉPARATION DE LA CAVITÉ. — La forme idéale est la forme cylindrique.

On emploie l'or mou, surtout pour les surfaces triturantes.

Sa rétention étant mécanique, la durée est illimitée.

TECHNIQUE OPÉRATOIRE. — On commence par plier une feuille d'or spécial non adhésif, puis on enroule la bande sur elle-même, de façon à faire un long cylindre plus ou moins mince. On coupe alors de petits cylindres, en prenant pour principe qu'ils doivent être un peu plus longs que la hauteur de la cavité à obturer.

Les cylindres une fois préparés en nombre suffisant, il ne faut pas les chauffer. On les prend avec la presselle et on garnit la cavité en les mettant debout. Puis, avec un fouloir, on les comprime latéralement, de façon à faire, au milieu de la cavité, une place pour un nouveau cylindre.

On fait entrer ainsi le plus grand nombre de cylindres possible, puis on condense leur extrémité supérieure avec des fouloirs à grosse tête d'abord, puis avec des pointes de plus en plus fines. On articule et on polit l'aurification.

ODONTALGIE (οδοντος, de la dent; άλγος, douleur). — Douleur des dents.

Ce terme s'applique surtout aux douleurs de la pulpite (rage de dents), et aux douleurs qui caractérisent la formation d'un abcès (4ᵉ degré).

Ces douleurs revêtent souvent une forme périodique,

et même, chez certaines femmes, elles accompagnent
toujours les règles.

Traitement. — S'il s'agit d'une pulpite, employer
les calmants : laudanum, chloroforme, teinture de benjoin, cocaïne, surrénaline; bains de bouche avec de
l'eau chloralée, de l'infusion de têtes de pavôt; révulsifs; appliquer ensuite l'acide arsénieux, pour dévitaliser la pulpe.

S'il s'agit de la formation d'un abcès dû à une obturation intempestive, désobturer la dent; le soulagement
sera presque immédiat.

Odontalgiques.

℞ Chloroforme ....   2 gr.
   Laudanum de Sydenham.................   1 —
   Teinture de girofles....................   10 —

Chlorhydrate de cocaïne en poudre. Protéger contre
la salive avec un coton au benjoin brûlé, à la chloro-
percha, ou avec de la cire.

℞ Camphre......................... ⎱ ââ 5 parties.
   Chloral .... ⎰
   Cocaïne...........................   1   —

(Gsell-Fels.)

℞ Camphre pulvérisé.................. ⎱ ââ   6 gr.
   Pyrèthre.......................... ⎰
   Opium pulvérisé......................   2 —
   Essence de girofles...................   1 gr.
   Alcool à 90°.......................... 100 —
M. S. A.

Poudre odontalgique.

℞ Orthoforme.........................   5 gr.
   Talc.............................. ⎱ ââ 25 —
   Amidon............................ ⎰

Coton occlusif au benjoin sous lequel on place un
petit coton imbibé de la mixture suivante :

℞ Teinture de benjoin...................   6 gr.
   —   d'opium.....................   2 —
   Chloroforme........................   2 —

ODONTOME. — (Voy. *Dent* [tumeurs].)

OPIATS. — (Voy. *Dentifrices.*)

OPIUM.— Suc de pavot blanc (ne jamais le prescrire pour un enfant de moins de 5 ans).

Alcaloïdes de l'opium : morphine, codéine, narcéine, papavérine, thébaïne, narcotine.

Dose toxique. — 1 gramme.

Poudre d'opium — Contient 1/10 de morphine.

Extrait thébaïque.—Contre les gastralgies.— Contient 1/20 de morphine.

Diascordium. — Mélange d'extrait thébaïque avec tous les astringents. — 4 grammes = 0,01 centig. d'extrait thébaïque.

Doses : { 1 à 4 grammes ;
{ 2 à 10 gr. en lavement.

Pilules de Cynoglosse. — Mélange d'extrait thébaïque avec encens, jusquiame, castoréum.

Pilules de 20 centig. Chacune contient 2 centigr. d'extrait thébaïque ou 1/2 cent. de morphine.

Contre la diarrhée. Topique pour brûlures, ulcères. Médicament abandonné.

Sirops d'opium : { *Sirop d'opium :* chaque cuillerée à soupe = 4 centigr. d'extrait thébaïque.
{ *Sirop diacode :* chaque cuillerée à soupe = 1 centigr. d'extrait thébaïque ou 5 mill. de morphine.

Teinture alcoolique d'opium. — 1 gramme = 7 centigr. d'extrait thébaïque.

Laudanum.—Employé dans les mixtures odontalgiques.

Deux sortes de laudanum : de Sydenham et de Rousseau.

Le premier seul est employé.

Laudanum de Sydenham	Opium............... 64 Safran............... 32 Girofle.............) Cannelle ....) ââ 4 Vin de malaga.......... 500	
Laudanum de Rousseau	Opium .... 4 Miel blanc........... 12 Eau tiède........... 60 Levure de bière....... Q. S.	

Elixir parégorique. — Teinture camphrée d'opium : 10 gr. = 5 centigr. d'extrait thébaïque. Elle est composée de camphre, acide benzoïque, essence d'anis et alcool.

Antiseptique et calmant.

Intoxication par l'opium. — Suicide par le *laudanum*.

Intoxication médicamenteuse. Les jeunes enfants sont extrêmement sensibles à l'opium.

Empoisonnement aigu. — Dose massive. Mort en une demi-heure, sans délire.

Généralement il y a excitation, maux de tête, le cœur bat violemment, le pouls est rapide. La peau se couvre de plaques d'érythème et de purpura. Gorge sèche. Nausées, vomissements. Suppression de l'urine. Constipation. Délire. Contraction des pupilles. Stade de dépression. Coma. Mort.

Empoisonnement chronique. — Déchéance de l'organisme et décrépitude.

TRAITEMENT. — Vomitifs. Lavages d'estomac. Stimuler les malades. Café.

OREILLONS. — Parotidite catarrhale. (Voy. *Parotidites.*) — Maladie infectieuse, épidémique, contagieuse, caractérisée par la tuméfaction des glandes salivaires et d'autres glandes.

ETIOLOGIE. — Microcoque de Laveran et Catrin. Sexe masculin prédisposé. Enfants et jeunes gens, écoliers, soldats.

Symptômes. — *Période d'incubation.* — Variable de 8 à 3o jours.

Période prodromique. —Début insidieux, sans troubles généraux. Quelquefois, au contraire, élévation de température, céphalalgie, diarrhée. La fièvre dure trois ou quatre jours. Chez les enfants, la maladie se termine généralement là. Chez les adultes, elle arrive à la 2e période.

Période d'état. — Inflammation parotidienne. Gonflement d'une parotide (fièvre), puis deux jours. après, de la deuxième (nouvelle fièvre). Troubles de la mastication et de la déglutition. Angine. Inclinaison de la tête.

Souvent, à ce moment, apparaît le gonflement douloureux des testicules (orchite ourlienne), qui peut amener l'atrophie de l'organe.

Chez la femme, c'est la période de l'engorgement des ovaires, des mamelles et des grandes lèvres.

La maladie, au lieu d'affecter la parotide, peut frapper également la glande sous-maxillaire et la sublinguale.

Elle dure généralement une semaine chez l'enfant, deux semaines chez l'adulte.

Complications. — La néphrite, l'albuminurie, l'endocardite.

Pronostic. — Généralement bénin; mais on doit éviter l'orchite.

Diagnostic. — Ne pas confondre les oreillons avec une *parotidite.* Il n'y a pas de fluctuation.

Accidents de la dent de sagesse. — Examiner attentivement la bouche et les dents.

Adénite. — On peut sentir les ganglions enflammés. Période d'incubation des oreillons.

On peut savoir, en outre, s'il y a une épidémie d'oreillons dans l'école.

Traitement. — Maintenir une chaleur constante sur la région parotidienne, au moyen d'une couche d'ouate, pour éviter le froid qui donnerait un coup de fouet à la maladie.

Coucher le malade pour éviter l'orchite.

Liniments calmants, grogs légers, purgatifs.

℞ Chloroforme.......................... 5 gr.
   Huile de jusquiame................... 45 —

En onctions sur les parotides.

Bains de bouche avec de l'eau boriquée ou de l'eau chloralée.

℞ Extrait de belladone.................... 2 gr.
   Lanoline)
   Vaseline) .... ââ 15 —

En onctions sur les parotides.

Isoler le malade, la maladie étant très contagieuse.

ORTHOFORME. — L'anesthésie locale par l'orthoforme a été préconisée, en chirurgie dentaire, par Bonnard. Voici la formule :

Orthoforme neutre)
Chlorhydrate d'orthoforme) ââ 10 centigrammes.
Eau distillée.................... 4 grammes.

Injecter un demi-centimètre cube.

TECHNIQUE OPÉRATOIRE.— Injecter quelques gouttes à la table externe et interne du maxillaire et le restant du demi-centimètre cube, le plus près possible du collet de la dent. Attendre 5 minutes pour opérer.

AVANTAGES. — Non-toxicité.

INCONVÉNIENTS. — On a observé des fluxions, des escarres. (Voy. *Nirvanine*.)

OSTÉOMYÉLITE (ὀστέον, os; μυελος, moelle). — Inflammation de la moelle et des os.

Ostéomoyélite aiguë.—Suppuration du canal médullaire de l'os, due au staphylocoque doré ou au streptocoque.

OSTÉOPHYTES. — Petites aiguilles osseuses, caractérisant le séquestre d'une nécrose dont l'évolution a été lente.

P

PAPILLOME. — Petite tumeur ; hypertrophie du derme (végétation) et en particulier des papilles. (Voy. *Lèvres.*)

PARALYSIE LABIO-GLOSSO-LARYNGÉE. — Paralysie des muscles des lèvres, de la langue, de la mâchoire, du pharynx et du larynx.

ETIOLOGIE. — Lésions bulbaires cérébrales.

Sexe masculin, entre 40 et 60 ans. Hérédité. Efforts musculaires des lèvres et des joues (instruments à vent) Syphilis, mal de Bright.

SYMPTÔMES. — Troubles de la phonation, de la mastication et de la déglutition.

1. *Paralysie de la langue.*— Troubles du langage, de la mastication, de la déglutition.

2. *Paralysie des lèvres.* — La lèvre inférieure pendante laisse couler la salive.

3. *Paralysie du voile du palais.* — Le voile du palais est immobile, inerte.

4. *Paralysie du pharynx.* — Les aliments passent dans les fosses nasales.

5. *Paralysie du larynx,* des cordes vocales, des muscles constricteurs (aphonie).

La paralysie des masséters et des ptérygoïdiens gêne considérablement la mastication.

Alors se développent vite les troubles de la respiration et les troubles cardiaques, qui déterminent souvent une syncope mortelle, à moins que le malade ne dépérisse lentement, mourant presque de faim par impossibilité de la mastication. Incapacité de parler.

DURÉE.— Elle varie entre 6 mois et 5 ans.

Traitement. — Electrisation.

Injections hypodermiques de sulfate de strychnine. Contre le ptyalisme, atropine.

Nourriture à la sonde œsophagienne.

Morphine à la dernière période.

PARALYSIE DU NERF FACIAL : de la VIIe paire crânienne.

Etiologie. — Le froid intervient comme cause occasionnelle, mais la véritable cause est la prédisposition nerveuse.

Une lésion du nerf peut provoquer la paralysie, qui varie suivant le trajet du nerf facial.

Bulbe. — Hémorragie, ramollissement, gomme.

Crâne. — Gomme.

Trajet intra-temporal.—Section du nerf par fracture du rocher, destruction par suppuration.

Trajet intra-parotidien.— Tumeur de la parotide, lésions opératoires.

Symptômes. — Le nerf facial est *moteur* pour les muscles de la face, le stylo-glosse et le palato-glosse, le muscle auriculaire et l'occipital, le muscle de l'étrier. Il est *sensitif* pour la partie antérieure du dos de la langue (goût) ; enfin il est *sécrétoire*.

Il y aura donc des symptômes moteurs, sensitifs et sécrétoires.

Symptômes moteurs. — Paralysie totale des muscles d'une moitié de la face, qui est immobile, sans rides. C'est la paralysie de la mimique. Le sourcil est tombant. L'œil reste entr'ouvert, la paupière inférieure étant seule paralysée. La pointe du nez est déviée du côté sain, l'aile est flasque, vient se coller à la cloison pendant l'inspiration.

Du côté de la bouche, impossibilité de sucer (de téter, pour les enfants), de siffler.

La commissure des lèvres est tombante du côté malade, s'élève du côté sain. Le buccinateur étant paralysé, la mastication est très difficile, les aliments s'accumulent entre la gencive et la joue. Le malade « fume la pipe ». La parole est embarrassée.

Dans les cas graves, il y a déviation de la langue et de la luette.

Symptômes sensitifs. — Troubles du *goût*. Saveur métallique, abolition du goût au niveau du tiers antérieur du dos de la langue,du côté paralysé.

On a noté de l'exagération de l'acuité auditive du côté paralysé.

Symptômes sécrétoires. — Glande sous-maxillaire. Altération ou abolition de la salivation.

Retard de la sécrétion sudorale.

Formes. — 1° *forme légère*, 2 à 5 semaines ;
2° *forme grave.*

Suivant les points de so   trajet où le nerf facial est lésé, la paralysie est dite .

funiculaire,	*temporale,*	*bulbo-protubérantielle.*
(Muscles peauciers de la face seuls atteints)	(troubles gustatifs salivaires)	(paralysie totale hémiplégie)

Si les deux nerfs sont atteints, il y a *diplégie faciale.*

Si la paralysie est due à la compression du facial par le forceps pendant l'accouchement,il y a *paralysie obstétricale.*

Traitement. — Si la paralysie est due à une tumeur de la parotide, opérer.

Electricité. Pôle positif au-devant de l'apophyse mastoïde du côté sain, le négatif du côté opposé. Courant faradique interrompu.

PAROTIDE (glande).—**Inflammation de la glande parotide.** (Voy. *Parotidites.*)

Tumeurs. — Nous indiquerons seulement les fibromes, lipomes, myxomes, sarcomes (tissu conjonctif), les kystes, adénomes, angiomes, épithélioma (tissu glandulaire).

Les tumeurs les plus fréquentes sont les suivantes :

Kystes salivaires. — Par rétention lente et progressive de la salive dans la glande. Formation d'une poche ou kyste salivaire, contenant un liquide clair et visqueux. Ouverture ou énucléation du kyste.

Tumeurs mixtes. — Généralement unilatérales, peuvent devenir très grosses. D'origine glandulaire, ces tumeurs sont constituées par deux éléments : une trame conjonctive, un tissu épithélial. Ce dernier est tout d'abord étouffé par la trame (longue période indolente),mais il peut toujours arriver un moment où le tissu épithélial reprend ses droits, et la tumeur devient alors maligne.

Symptômes. — *Siège* entre l'angle de la mâchoire et l'apophyse mastoïde, sous le lobule de l'oreille. *Grosseur* d'une noix à un œuf. *Consistance* tantôt dure, tantôt molle, suivant le tissu conjonctif. *Marche* indolente, puis tout à coup la tumeur double de volume, envahit la parotide, s'ulcère et, faute d'intervention, le malade succombe dans la cachexie.

Diagnostic. — Différentiel, avec une tumeur ganglionnaire de la région. Facile, à la période de marche rapide et envahissante.

Traitement. — Extirpation,délicate à cause du nerf facial.

Cancer. — Tumeur constamment maligne, ce qui la différencie de la tumeur mixte. Rare.

Étiologie. — Hommes âgés.

Symptômes. — Petite tumeur mobile, puis fixe. Augmentation de volume.

Dans le *squirre*, tumeur très dure, recroqueville les tissus voisins.

Dans l'*encéphaloïde*, tumeur molle, très grosse, distend les parois de la glande. La peau s'altère, découvrant des bourgeons charnus, saignants.

Dans les deux cas, les ganglions sont pris, la paralysie faciale survient par lésion du nerf. Douleurs très violentes. Les muscles masticateurs sont atteints.

Marche habituelle du cancer.

DIAGNOSTIC. — Délicat, mais facilité par le début rapide, l'absence de période indolente.

TRAITEMENT. — Purement palliatif. L'intervention, extrêmement grave en elle-même, donne peu de résultats, à cause de l'adhérence du néoplasme aux parties voisines.

PAROTIDITE. — Inflammation des parotides.

ETIOLOGIE GÉNÉRALE. — Résumée dans le tableau de MM. Claisse et Dupré.

Parotidites primitives
- Aiguës
  - Protopathiques
    - *Spécifiques.*
    - *Oreillons.* (Voy. ce mot.)
    - *Simples.*
  - Deutéropathiques
    - *Infections graves.*
    - Parotidites critiques.
    - *Cachexies.*
    - Parotidites terminales.
- Chroniques
  - *Parotidites toxiques.* (Mercure, Plomb, Arsenic, Bismuth).

Parotidites secondaires (aigües et chroniques) par obstruction de cause
- intrinsèque
  - *Corps étrangers.*
  - *Calculs.*
  - *Cancer.*
- extrinsèque
  - *Tumeurs.*
  - *Ligatures.*

BACTÉRIOLOGIE. — Sauf la parotidite simple et les oreillons, toutes les parotidites sont dues à une infection microbienne ascendante par le canal de Sténon. L'infection est généralement mono-microbienne.

Le microbe le plus souvent observé est le staphylococcus pyogenes aureus.

Parotidite simple. — Fluxion d'une ou des deux parotides.

Survient au cours de la tuberculose, de la blennorragie, de l'hydrargyrisme, pendant les menstrues.

Caractérisée par le gonflement. Légère rougeur de la peau.

C'est une affection bénigne, qui dure 4 ou 5 jours.

Parotidite chronique. — C'est une complication des intoxications.

Elle est toujours bilatérale. Sialorrhée.

Parotidite phlegmoneuse. — Inflammation de toutes les parties constituantes de la glande, puis suppuration.

Etiologie. — Inflammation du canal de Sténon.

Anthrax, adénite de l'articulation temporo-maxillaire.

Survient souvent au cours d'une maladie infectieuse : fièvre typhoïde, fièvre puerpérale, pneumonie, diphtérie.

Symptômes. — Douleurs qui deviennent pulsatives, gonflement, fluctuation, ulcération de la peau, apparition du pus.

Complications. — Si l'abcès n'est pas ouvert, les complications peuvent survenir : hémorragies par ulcération de la carotide ou de la jugulaire; phlébites.

Pronostic. — Très grave, au cours des maladies infectieuses, analogue en ce sens au muguet.

Assez bénin, dans les autres cas.

Diagnostic. — Diagnostic différentiel avec les oreillons (sujets jeunes, épidémie).

Traitement. — Au début, sangsues; plus tard, incision, pour éviter les fusées purulentes (éviter le facial, sonde cannelée).

Parotidite secondaire. — A l'obstruction du canal de Sténon (poil de brosse à dents, morceau de tartre, calcul). La salive subit des modifications susceptibles de favoriser le développement des microbes.

Suppuration. Le pus sort par le canal de Sténon. Elancements. Des petits abcès s'ouvrent à la joue.

Pronostic et Traitement. — Comme ci-dessus.
Lavages antiseptiques.

℞ Extrait de belladone...................... 3 gr.
Onguent mercuriel...................... 3o —

En onctions sur la région douloureuse.

Parotidite catarrhale ou ourlienne. (Voy. *Oreillons.*)

Sténonite. — Inflammation limitée au canal de Sténon, présence d'un aphte à l'orifice du canal.

Traitement. — *Sténonite aiguë.* — Cathétérisme du canal.

Sténonite chronique. — Injections d'eau iodée.

PATES. (Voy. *Dentifrices.*)

PÉDILUVE. — Bain de pieds. Les bains de pieds sinapisés peuvent être ordonnés accessoirement, comme révulsifs, dans l'odontalgie, les névralgies.

PELADE. — Maladie contagieuse du cuir chevelu. Les cheveux tombent par plaques.

Théories. — 1° *Théorie parasitaire;*

2° *Théorie dentaire* de L. Jacquet. — La pelade est un trouble trophique, dont l'une des conditions pathologiques fréquentes consiste en une incitation partie du trijumeau buccal (carie dentaire, odontalgie, abcès, évolution dentaire) et réfléchie au point d'innervation cutanée minima (plaque péladique) en correspondance anatomique avec le point irritatif (Trémolières).

A l'appui de cette thèse viennent de nombreuses observations. Non seulement l'extraction ou le traitement d'une dent malade ont été suivis de la repousse des cheveux de la plaque peladique, mais M. Jacquet a pu, dans un cas d'évolution de dent de sagesse, annoncer et obtenir la disparition de la pelade, par le débridement au galvano-cautère.

D'autre part, la pelade est fréquente surtout pendant la période de dentition.

Cette théorie peut donc être considérée comme assise sur des bases réellement sérieuses.

Toutefois, la pelade n'est pas toujours d'origine dentaire. Des troubles organiques nombreux peuvent la provoquer, mais, parmi eux, les irritations dentaires sont les plus fréquentes.

PERCUSSION (*percutere*, frapper). — Méthode d'exploration qui consiste à frapper de petits coups sur une partie du corps pour déterminer sa résonance (sonorité, matité, tympanisme).

La percussion des dents avec un instrument métallique est un moyen précieux pour le diagnostic des degrés de la carie dentaire.

PÉRIODONTITE (Arthrite alvéolo-dentaire). — Ce mot doit remplacer le mot *périostite*, absolument impropre.

C'est l'inflammation du ligament alvéolo-dentaire.

Etiologie. — Arthrite alvéolo-dentaire. Elle est résumée dans le tableau de Redier.

De cause locale ou accidentelle	Traumatique	Par agent mécanique ou physique. Choc direct ou indirect. Luxation incomplète, manœuvre de redressement. Brûlures caustiques (acide arsénieux). Age.
	Septique	Par le tartre. Par traumatisme septique. Par propagation d'inflammation de voisinage. Consécutive aux caries pénétrantes.
De cause générale	Polyarthrite	De la grossesse et de la puerpéralité. Des diathèses arthritique et goutteuse. Des affections générales chroniques : diabète, albuminurie. Des maladies infectieuses, fièvre typhoïde, fièvre éruptive. Des intoxications mercurielle, plombique.

Anatomie pathologique. — La périodontite est simple ou suppurée.

Simple. — L'inflammation, d'abord localisée au niveau du collet de la dent malade, gagne vers l'apex. Le ligament épaissi, ayant perdu ses adhérences, tend à expulser la dent. L'inflammation peut alors cesser, ou persister ; on a ainsi une périodontite chronique, qui, quelquefois, cause l'étranglement, l'oblitération du faisceau vasculo-nerveux qui pénètre à l'intérieur de la dent. Celle-ci meurt.

Suppurée. — Le plus souvent, il y a formation de pus qui, se traçant un chemin au sein du ligament dentaire, fuse vers le collet.

La gencive suppure bientôt à son tour.

C'est l'*abcès dentaire*, précédé de la *fluxion*. (Voy. ce mot.) Cet abcès peut avoir une gravité réelle lorsqu'il s'agit de dents communiquant avec le sinus maxillaire. Il y a réaction du tissu cellulaire, fluxion. L'abcès tend à s'ouvrir au niveau de la gencive. Il y a quelquefois des fistules.

Symptômes. — S'il s'agit de périodontite simple, le patient a l'impression d'une tension, de gêne de la dent, comme si un corps étranger était implanté dans l'alvéole. La dent paraît plus longue, et le resserrement des mâchoires semble la ramener de niveau.

Si l'abcès alvéolaire se forme, il y a des douleurs pulsatives, des élancements, de la fièvre, de la névralgie. La périodontite n'est plus localisée, les dents voisines sont atteintes.

Diagnostic. — Généralement très facile.

Dans quelques cas, on peut songer à la pulpite, mais le simple examen de la pulpe tranchera la difficulté. Du reste il y a souvent pulpite et périodontite en même temps.

On peut croire qu'il s'agit de nécrose du maxillaire ; mais la sonde conduit alors sur l'os, tandis que la fistule d'origine dentaire conduit à la dent.

Traitement. — Désinfection locale. Révulsifs : teinture d'iode. Scarifications. Saignée.

Si la dent est trop malade, opérer l'extraction.

PÉRIODONTITE EXPULSIVE. — Synonymie. — Gingivite expulsive, pyorrhée alvéolaire, *polyarthrite alvéolo-dentaire*.

Définition. — Affection inflammatoire chronique, caractérisée par une destruction lente et progressive du ligament alvéolo-dentaire et de la couche de cément, la résorption de l'alvéole, l'ébranlement et la chute des dents, avec des phénomènes inflammatoires de la pulpe et de la gencive. Cette affection procède du collet à l'apex de la dent.

Etiologie. — Etat général : diabète, arthritisme, goutte, tabes, troubles de la menstruation et de la ménopause.

Comme causes locales, il faut faire une large place à la gingivite, à la gingivite tartrique surtout, et à l'état septique de la bouche.

Cause microbienne.

Anatomie pathologique. — Au début, on observe une légère injection autour du collet : la ligament alvéolodentaire s'enflamme, s'épaissit, puis se décolle, se ramollit, devient fongueux et découvre le cément. Celui-ci, à son tour, est atteint d'ostéite, puis de nécrose. Le processus inflammatoire gagne en profondeur, et, au bout d'un certain temps, l'alvéole est en pleine suppuration. Cependant, pour les dents à plusieurs racines, pour les grosses molaires du haut, entre autres, il peut n'y avoir qu'une racine atteinte.

A ce moment, on peut observer de la pulpite par infection secondaire, puis la pulpe se mortifie et la dent prend une coloration noirâtre.

Symptômes. — Après une période plus ou moins longue, marquée par de l'agacement des dents, une sorte de chatouillement que les sujets cherchent à faire cesser en se faisant saigner les gencives avec un cure-dents, la maladie prend une allure plus franche.

On voit un liseré rougeâtre autour du collet, puis la gencive se soulève, se décolle en commençant par les papilles interdentaires.

Dans la plupart des cas, néanmoins, il y a une gingivite, quelquefois intense ; le décollement est déjà effectué par le tartre, de sorte que ce stade de début passe presque inaperçu. L'attention du malade se trouve attirée seulement lorsque la pression de la gencive, le long de l'alvéole, fait sourdre au collet une petite gouttelette de pus. En effet, dans le cas de gingivite tartrique, l'ébranlement des dents n'existe guère à ce moment, à cause du tartre qui les réunit.

Cependant, la maladie est en pleine période d'état, la suppuration devient plus abondante, l'alvéole tout entière est remplie de pus. L'haleine devient fétide, la salivation très abondante. Il peut y avoir du retentissement du côté des ganglions sous-maxillaires. La mastication et l'alimentation sont gênées. Les dents finissent par être expulsées, à moins que le malade ne réclame leur extraction. La guérison survient alors rapidement.

Par ordre de fréquence, les dents atteintes sont les grosses molaires, les incives supérieures et les canines.

Il existe une forme spéciale de la maladie, la *forme sèche* de Cruet, où la suppuration n'est presque pas appréciable.

Elle existe néanmoins, mais comme la destruction de la gencive est parallèle à celle de l'alvéole, il n'y a pour ainsi dire pas de clapier de suppuration, d'autant plus que celle-ci est balayée constamment par la salive.

COMPLICATIONS.— Au cours de la maladie, des complications peuvent survenir. On les rencontre seulement dans les bouches mal entretenues, et alors peut survenir une stomatite généralisée. On observe aussi des nécroses du maxillaire, des fistules, et des phlegmons.

PRONOSTIC. — Prise au début, la maladie, bien traitée, peut être enrayée. Plus tard, on arrive à retarder la chute de certaines dents, mais, de toute façon, celles qui sont atteintes trop profondément sont fatalement expulsées.

DIAGNOSTIC. — On se basera sur la suppuration intra-alvéolaire, le déchaussement et l'ébranlement des dents. Le diagnostic est ainsi rendu facile, surtout s'il s'agit d'un arthritique.

Ces considérations permettront de ne pas confondre cette affection avec les diverses gingivites ou avec les stomatites.

Cependant il y quelquefois un diagnostic différentiel plus délicat avec la périodontite alvéolaire consécutive à la carie du 4e degré. Tout d'abord, dans ce dernier cas, il y a une dent cariée, et l'inflammation est généralement limitée à son voisinage immédiat; dans la périodontite expulsive, au contraire, il y a presque toujours plusieurs dents atteintes. De plus, nous avons vu, chose importante, que le processus infectieux débute au collet et gagne l'apex.

TRAITEMENT. — Au début, les révulsifs donnent de bons résultats.

Lorsque la maladie est plus avancée, le traitement peut se résumer en deux opérations : nettoyage extrêmement minutieux des dents, injections antiseptiques intra-alvéolaires. On a conseillé l'acide chromique, l'acide sulfurique monohydraté, le chlorure de zinc, le sublimé, l'eau oxygénée, l'acide lactique, le permanganate de chaux, la teinture d'iode, la destruction des foyers purulents au thermo-cautère, le massage de la gencive, la photothérapie. Tous ces moyens sont bons ; malheureusement, dans les cas où ils n'amènent pas la guérison définitive, on est obligé, au bout d'un certain temps, de renouveler les injections.

Bien qu'imparfait, ce résultat est déjà très appréciable, puisque la chute des dents est enrayée.

Quoiqu'il en soit, la question de la périodontite expulsive est une question fort complexe et difficile et où, croyons-nous, l'avenir réserve bien des surprises. Elle est en effet une manifestation dentaire d'un état général. Or le traitement véritable serait celui de la cause, le traitement local de la périodontite expulsive, quelque ingénieux qu'il soit, n'intervenant que comme adjuvant.

PERLÈCHE. (Voy. *Stomatites*.)

PHAGÉDÉNISME (φαγεῖν, manger; ἀδῆν, beaucoup). Etat d'un ulcère qui s'étend, qui ronge peu à peu les parties voisines. Cancer.

PHARYNX (gorge, ravin). (Voy. *Abcès péripharyngiens*.)

PHIMOSIS BUCCAL. — Rétrécissement de l'orifice buccal. (Voy. *Lèvres, Vices de conformations*.)

PHLEGMON. — Inflammation, suppuration du tissu cellulaire sous-cutané et interstitiel, par la pénétration du staphylocoque doré : tendance à la gangrène.

Phlegmon diffus. — Suppuration étendue sans limite nette. Troubles généraux graves.

Angine de Ludwig. (Voy. *Plancher de la bouche*.)

Phlegmon circonscrit. — Suppuration collectée, limitée.

Le pus phlegmoneux est bien lié, crémeux, jaunâtre. (Voy. *Pus*.)

PHOSPHORISME. — Intoxication par le phosphore. Le phosphore tue en détruisant partiellement l'oxygène des globules rouges et en s'opposant à leur nouvelle oxygénation.

Intoxication aiguë. — Empoisonnement par les allumettes (5o têtes), la mort aux rats.

Symptômes. — Douleurs de la gorge et de l'œsophage, du creux épigastrique. Vomissements alliacés et lumineux dans l'obscurité. Ventre ballonné, douloureux, diarrhées phosphorescentes. Période de rémission trompeuse, puis l'ictère grave apparaît. Albumine dans l'urine.

Symptômes nerveux : hyperesthésie, délire, hallucinations ;

Ou *Symptômes hémorragiques :* épistaxis, hématuries, mélœna, pétéchies.

TRAITEMENT. — Vomitifs. Lavage d'estomac. Essence de térébenthine.

Intoxication chronique. — ETIOLOGIE. — *Causes professionnelles.*—Ouvriers des fabriques de phosphore et d'allumettes. Trempage et triage des allumettes.

Causes prédisposantes.— Carie dentaire. Alcoolisme. Manque d'hygiène . Ateliers non aérés.

SYMPTÔMES. — Douleurs d'estomac. Soif vive. Amaigrissement. Albuminurie. Alopécie. Couleur jaunâtre de la peau. Dégénérescence graisseuse du foie.

Nécrose phosphorée des Maxillaires. (Voy. *Nécrose phosphorée.*) — Atteint surtout le maxillaire inférieur.

SYMPTÔMES. — Début par une carie dentaire pénétrante. Gingivite plus ou moins prononcée, les dents se déchaussent, tombent. Pendant ce temps, la nécrose du maxillaire indique sa présence par des fistules. La sonde peut percevoir des séquestres plus ou moins mobiles. La suppuration est continuelle.

La nécrose, laissée à elle-même, amène la cachexie. Elle peut se propager aux os de la face, et amener la mort dans la moitié des cas.

TRAITEMENT. — Hygiène générale. Alimentation. Lait. Bains. Purgatifs. Perles d'essence de térébenthine.

Ne pas prendre ses repas dans les ateliers. Hygiène buccale rigoureuse. Aucun ouvrier ne doit être admis sans que sa bouche ait été minutieusement examinée et les caries obturées.

Pour la nécrose, le traitement sera purement chirurgical et consistera dans l'ablation des séquestres et un large curetage. On luttera contre la fétidité causée par la suppuration.

PIED DE BICHE. (Voy. *Elévateur.*)

PLANCHER DE LA BOUCHE.

Tumeurs.

Lipomes.— Rares.

Angiomes. (Grenouillettes sanguines.) — Se dilatent, orsque le malade fait un effort.

Kystes hydatiques. — Dus à un parasite échinocoque.

Kystes séreux. — Étiologie. — On les attribue à une hydropisie de la bourse séreuse de Fleischmann, mais ils ont probablement une origine lymphatique. Congénitaux ou de la première enfance.

Symptômes. — Ils refoulent quelquefois la langue en arrière. Gêne de la succion.

Traitement. — Injections modificatrices. Extirpation.

Kystes dermoïdes. — Fréquents.

Etiologie. — Leur formation est due à un enclavement de portion d'ectoderme dans les fentes branchiales, au moment où elles se comblent par production mésodermique.

Symptômes. — Généralement situés sur le plan médian. Volume d'une noix. Contenu épais, pâteux. Ils contiennent parfois des poils. Paroi conjonctive.

Adhérence fréquente du kyste au maxillaire inférieur sur la ligne médiane.

Evolution lente, progressive, sans douleurs. Le kyste fait saillie sous la peau, vers la muqueuse ou des deux côtés.

Sa consistance est généralement molle et garde l'empreinte du doigt.

Quelques troubles de la déglutition, de la respiration.

Pronostic. — Il est absolument bénin. Mais à cause de la difformité, il y a lieu de débarrasser le malade de sa tumeur.

Traitement. — Il consiste dans l'extirpation.

Kystes mucoïdes. — Enclavement d'une portion d'endoderme ou muqueuse dans le mésoderme qui comble les fentes branchiales.

Ces kystes sont médians ou latéraux.

Contenu, mucus. Paroi épithéliale.

Pronostic et Traitement. — Comme pour les kystes dermoïdes.

Grenouillettes. (Voy. ce mot.)

Epithélioma. — Secondaire, par extension d'un épithélioma voisin, ou primitif.

Etiologie. — Vieillards. Hommes. Irritation. Tabac.

Symptômes. — Début par une petite ulcération arrondie, qui s'étend. Suivant les types, on trouve une ulcération à fond creusé ou une surface végétante sur une base indurée.

Les ganglions sous-maxillaires et ceux de la chaîne carotidienne sont pris. Rapidement, tout le plancher de la bouche est envahi.

Les douleurs sont horribles, avec localisation dans l'oreille. Le malade ne peut presque plus manger, ni parler. Il meurt dans la cachexie.

Marche. — Elle est très rapide.

Pronostic. — Presque toujours fatal.

Traitement. — Il consiste, pour faire l'ablation de la tumeur, à réséquer le maxillaire inférieur. Extrêmement grave.

Traumatismes. — Brûlures. Plaies contuses. (Chute sur un morceau de bois. Coup de corne.)

Syphilis. (Voy. ce mot.)

Tuberculose. (Voy. ce mot.)

Phlegmons du plancher de la bouche.

Phlegmon circonscrit. — Etiologie. — Epingle, aiguille, arête de poisson.

Fractures du maxillaire inférieur ouvertes dans la bouche, milieu éminemment septique.

Variété sublinguale : la langue est repoussée en arrière.

Phlegmon diffus. — Phlegmon infectieux, appelé aussi improprement **angine de Ludwig**, car il ne s'agit pas d'une angine, et il a été décrit, avant Ludwig, par Gensoul, chirurgien français.

Étiologie. — Plaie, lésion de la langue ou des gencives. Extraction dentaire septique. Débilités. Diabétiques. Albuminuriques.

Symptômes. — Tuméfaction sus-hyoïdienne uni ou bilatérale, se développant quelquefois insidieusement, souvent, au contraire, avec des phénomènes généraux qui sont graves d'emblée : fièvre, pâleur, délire.

Toute la zone œdématiée est dure comme du bois, la langue est refoulée. Gêne considérable de la mastication, de la déglutition et même de la respiration.

Sur la muqueuse apparaissent des plaques noirâtres ; sur la peau, des phlyctènes remplies de liquide sanieux et fétide, qui se convertissent en escarres.

L'état général devient très grave, l'infection se généralise, l'asphyxie s'accentue. Mort par asphyxie, par broncho-pneumonie ou par pyohémie.

Les cas de guérison spontanée sont très rares.

Diagnostic. — Dureté ligneuse. Rapidité de la diffusion.

Pronostic. — Grave.

Traitement. — Exclusivement chirurgical.

Incision médiane, ou plutôt latérale, très profonde. Dans les cas d'asphyxie, trachéotomie, stimulants, caféine. Injections de sérum.

PLAQUES MUQUEUSES. (Voy. *Syphilis buccale*).

PLOMB (Intoxication par le) **OU SATURNISME.**

Étiologie. — *Intoxication alimentaire*. — Etamages, conserves, toiles cirées vernies au plomb, eau de seltz.

Intoxication thérapeutique. — Extrait de Saturne. Emplâtre à base de plomb.

Intoxication professionnelle. — Mineurs, étameurs, imprimeurs, fondeurs de caractères, fondeurs de plomb de chasse. Peintres en bâtiments, surtout ceux qui grattent les vieilles peintures. Ouvriers en céruse.

Symptômes. — Anémie, tremblement, paralysie limitée aux muscles extenseurs (main et doigts). Albuminurie, néphrite, goutte saturnine.

Liseré saturnin ou de Burton. — Provenant soit du dépôt de poussière métallique, soit de l'élimination par les glandes salivaires.

Ce liseré *bleuâtre ardoisé* est généralement localisé aux incisives et aux canines inférieures. On a signalé des plaques ardoisées des joues et des lèvres; on a noté de l'inflammation des parotides. De toute façon, l'haleine est très fétide, repoussante.

Coliques de plomb. — Ces douleurs peuvent occuper les régions de l'abdomen, des lombes et des testicules. Elles sont continues ou surviennent par accès; la pression profonde les soulage.

Le ventre est dur, rétracté, il y a de la constipation et des vomissements, de l'abaissement de la température; le pouls est lent.

Ces coliques de plomb sont dues soit à une névralgie du plexus lombaire, soit aux spasmes douloureux des plans musculaires de l'intestin.

Système nerveux. — La sensibilité générale est fréquemment altérée, analgésie, hyperesthésie, retard dans la perception des sensations. L'anesthésie peut s'observer soit en plaques disséminées sur toute la surface du corps, soit, au contraire, localisée à l'un des côtés du corps. On observe fréquemment, pendant les coliques de plomb, de l'hyperesthésie cutanée.

Accidents cérébraux. — Parfois très graves, ils sont annoncés par de la céphalalgie. Vertige, strabisme, insomnies, hallucinations. Les accidents cérébraux sont désignés sous le nom d'*encéphalopathie saturnine* comateuse et apoplectiforme.

TRAITEMENT.—Hygiène, bains, nourriture abondante prise en dehors des ateliers, propreté de la bouche. Purgatifs.

Contre les coliques de plomb, on emploie les injections de morphine, les cataplasmes laudanisés.

L'iodure de potassium à dose moyenne favorisera l'élimination du plomb.

POLYPE (πολυς, beaucoup; ποῦς, pied).—Tumeur pédiculée, développée aux dépens des muqueuses, des glandes ou des papilles.

Polypes naso-pharyngiens ou *Fibro-sarcomes.* — Siégeant dans la suture sphéno-palatine. Ces polypes sont durs, pédiculés, lobulés. La muqueuse est congestionnée et saigne facilement.

Ces polypes sont rares, ils s'observent plutôt chez l'homme de 15 à 25 ans.

SYMPTÔMES. — 1º *Période de début.* — Coryza, enchifrènement, épistaxis, céphalée, dysphagie.

2º *Période d'état.* — Troubles fonctionnels. Surdité, troubles du goût, de l'odorat. Ecoulement purulent par les narines. Nausées. Les polypes descendent dans la gorge, abaissent la luette. La 2º période dure longtemps, et le processus peut, à ce moment, s'arrêter.

3º *Période des prolongements.* — Les prolongements envahissent les fosses nasales (saillie au dehors), les sinus, l'orbite, le crâne (destruction de l'apophyse basilaire de l'occipital, compression du cerveau).

EVOLUTION. — On observe, vers l'âge de 30 ans, des arrêts brusques, et même des régressions.

D'une façon générale, la mort survient de 25 à 30 mois après le commencement de la période des prolongements.

Elle est le résultat : soit d'une compression du cerveau, soit d'une pneumonie par déglutition, soit d'une généralisation par la voie sanguine.

Pronostic. — Extrêmement grave.

Diagnostic. — Le doigt, introduit en arrière du voile du palais, rencontre une tumeur dure, bosselée. Si le point d'implantation est en avant, vers le vomer, c'est un polype des fosses nasales plus gênant que grave. Si le point d'implantation est en arrière, c'est un fibro-sarcome.

Traitement. — Purement chirurgical. L'arrachement par la bouche, la ligature ne donnent pas de résultats durables. La récidive est fatale.Le manuel opératoire consiste dans un curetage très énergique du point d'implantation, après résection d'une portion de la voûte palatine et du voile.

La résection du maxillaire supérieur donne de meilleurs résultats pratiques,en ce sens qu'elle permet de cureter plus complètement et d'intervenir de nouveau à la moindre récidive.

POTASSE. — **Chlorate de potasse.** — Employé dans les stomatites, les gingivites, s'élimine par la salive.

Doses. — A l'intérieur, 1 à 5 gr. (dangereux pour les enfants). Pastilles contenant o gr. 10 de chlorate de potasse.

Permanganate de potasse, MnO_4K. — Soluble dans l'eau. Oxydant puissant ; antiseptique.

Doses. — 1, 2, 3 p. 1000. Usage externe, lavages de la bouche, contre la nécrose du maxillaire.

PROGNATHISME. — Anomalie de forme du maxillaire, qui se trouve porté en avant, ainsi que les dents qu'il supporte.

Il en résulte des vices d'articulation et de phonation.

Le prognathisme peut être supérieur ou inférieur (*menton de galoche*). Il peut même être double.

PROSOPALGIE. (V. *Névralgie du trijumeau.*)

PROTHÈSE. — Nous indiquons les principales opérations, sans insister sur la technique opératoire que l'on trouvera fort détaillée dans les traités spéciaux (1).

Appareils de prothèse. — Destinés à remplacer une ou plusieurs dents manquantes, ainsi que les parties molles et, dans certains cas, la voûte palatine et les maxillaires.

Matières employées en prothèse.

Aluminium. — On l'emploie généralement en plaque estampée, comme base. Mais on est obligé de combiner son emploi avec celui de la vulcanite.

Avantages. — On a ainsi un appareil extrêmement léger et résistant.

Inconvénients. — Son altération dans la bouche est rapide.

Alliage dentaire. — Alliage d'argent et de platine.

Son altération est assez rapide; aussi, on ne l'emploie guère que pour les appareils de redressement qui ne doivent servir que pendant quelques semaines.

Celluloïde. — Mélange de cellulose et de camphre.

Avantages. —Légèreté, solidité, coloration naturelle.

Inconvénients. — Goût de camphre. Altération assez rapide.

Travail de la celluloïde.— Il est à peu près analogue à celui de la vulcanite.

Or. — Avantages. — Solidité plus grande avec une épaisseur moindre. Résiste à l'action des liquides buccaux.

Inconvénients. — Son poids. On ne peut pas l'employer seul lorsque la perte de substance à restaurer est considérable. On le combine à la vulcanite.

Travail de l'or. — Il consiste à estamper une plaque d'or, qui sert de base et sur laquelle on soude les dents et les crochets.

(1) *P. Martinier*, Clinique de prothèse, *in* Manuel du chirurgien-dentiste.

E. Andrieu, Traité de prothèse buccale et de mécanique dentaire.

Platine. — Peu employé, à cause des difficultés de soudure.

Vulcanite ou *caoutchouc vulcanisé.*

AVANTAGES. — Matière excellente, très bien tolérée, légère, élastique, se moulant exactement sur l'empreinte.

INCONVÉNIENTS. — Exige, pour la solidité, une épaisseur plus grande que les plaques métalliques. Goût particulier.

TRAVAIL DE LA VULCANITE. — L'appareil est construit en cire, puis on le met en plâtre dans un moufle et on enlève la cire que l'on remplace par du caoutchouc mou. C'est le travail à cire perdue. On fait ensuite cuire le moufle dans un autoclave ou vulcanisateur. La chaleur moyenne doit être de 165 degrés pendant une heure au moins. L'appareil, une fois cuit et refroidi, est séparé du plâtre. Il reste à le « réparer » et à le polir.

Dents. — **Dents artificielles.** — Composées de silice, feldspath et kaolin.

Plusieurs fabrications : *française, anglaise, américaine.*

Les dents américaines sont, sans contredit, les meilleures. Ce sont les plus naturelles, elles résistent bien à la soudure.

Les dents artificielles sont pleines ou à talon, la surface triturante n'existant pas dans ce dernier cas.

Il y a des dents à gencive isolées, ou en bloc de plusieurs dents.

La rétention dans les matières plastiques est réalisée soit par des tiges en platine que l'on tourne en crochets, soit par des crampons, soit par un canal creusé dans l'intérieur de la dent.

Pour les appareils métalliques, on commence par contreplaquer la dent, et c'est cette contreplaque portant la dent qu'on soude à la cuvette métallique.

Dents naturelles. — On les emploie rarement, à cause du changement de coloration et de leur grande susceptibilité à la carie.

Moyens de rétention. — **Crochets.** — **Crochets en demi-jonc.** — Avantages. — Relativement peu visibles.

Inconvénients.—Ils ont, à la longue, le grand inconvénient d'user, de saper la dent au point de contact.

Crochets plats. — Cet inconvénient est beaucoup amoindri, la surface de contact étant plus large.

L'avantage des appareils à crochets est de réduire considérablement la plaque nécessaire à la rétention des dents artificielles.

Ressorts.—Les ressorts, mobiles autour des porte-ressorts, relient l'appareil du haut et celui du bas.

Ils doivent être placés suivant le centre de gravité des appareils.

Avantages.—Rétention énergique, l'appareil du haut ne tombe pas, lorsque la bouche est ouverte.

Inconvénients. — Gêne produite par les mouvements des ressorts. Ulcération de la face interne des joues. Rétention des aliments par les crochets.

Indications.—Les appareils à ressorts sont indiqués pour les palais très plats et lorsqu'il n'y a plus de dents.

Succion. — 1º *Cavité du vide* placée au centre de la face palatine de l'appareil ;

2º Petite rondelle en caoutchouc, fixée, en son centre seul, à la face palatine (tire-pavé).

Avantages. — Rétention énergique.

Inconvénients. — Ulcérations fréquentes de la muqueuse palatine.

Adhérence de contact. — Due uniquement au contact absolu de l'appareil et de la muqueuse. L'empreinte sur laquelle on a construit l'appareil doit être d'une fidélité rigoureuse (empreinte au plâtre).

Avantages. — Aucune irritation de la muqueuse.

Inconvénients. — Communs à tous les appareils à

plaque embrassant une partie du palais. Gêne et quelquefois nausées. L'habitude triomphe vite de ces difficultés.

Dents à pivot. — Nous avons indiqué ailleurs (voy. *Restauration des dents*) le placement des dents à pivot toutes faites.

Mais il y a des cas où, pour différentes raisons, leur emploi n'est pas indiqué, il faut alors fabriquer une dent à pivot.

Après avoir pris l'*empreinte* (voy. ce mot), on coule en plâtre, et on a la reproduction de la racine et des deux dents voisines, ainsi que la profondeur et la direction du canal radiculaire. La dent artificielle ayant été ajustée, on la contreplaque. Puis on prépare le pivot, que l'on coupe à la longueur convenable, on coiffe la racine avec une petite plaque ajustée, et on soude le pivot et la plaque. Il ne reste plus alors qu'à souder d'une part la plaque supportée par le pivot et d'autre part la contreplaque de la dent [artificielle, préalablement maintenue dans sa position exacte.

La dent à pivot doit être alors fixée dans le canal de la racine, ce canal ayant été préalablement soigné.

On fait, pour la rétention, des échancrures le long du pivot, puis, avec du ciment ou de la gutta, on le scelle dans le canal, qui, à différentes hauteurs, porte des rainures circulaires servant à la rétention. (Voy. *Restauration des dents.*)

PROTOXYDE D'AZOTE. Az^2 O^2. — Gaz hilarant (laughing gas). Découvert en 1772 par Priestley.

Physiologie. — Le protoxyde pur anesthésie, mais il tue par asphyxie ; le protoxyde mélangé ne tue point, mais il n'anesthésie pas (Dastre).

Mode d'administration. — Pour les grandes opérations, on emploie les mélanges titrés d'oxygène et de protoxyde d'azote.

Au point de vue spécial de la chirurgie dentaire, on

se sert du protoxyde pur, les opérations étant de courte durée. Si elles se prolongent, on donne le protoxyde une deuxième fois.

Le masque est relié au réservoir de protoxyde comprimé par un tuyau de caoutchouc portant en son milieu une poche destinée à régulariser l'arrivée du gaz dans le masque. Celui-ci porte un clapet spécial, permettant la sortie du gaz expiré, et un autre permettant à volonté l'arrivée de l'air ou du protoxyde.

On applique le masque sur la figure du patient et on le fait respirer largement, en laissant entrer de l'air pur.

Au bout de quelques inhalations, l'aide introduit du protoxyde, qui va se loger dans la poche centrale. L'opérateur tourne alors le verrou, en laissant arriver uniquement le protoxyde d'azote.

Le patient s'agite, il y a une petite période d'excitation.

Alors la face se cyanose, le bras que l'on tenait soulevé retombe inerte. Il est temps d'opérer.

La période d'excitation revêt ordinairement une nature terrifiante avec cris, agitation.

CONTRE-INDICATIONS. — Voy. *Chloroforme, Éther.*

PRURIT. — Affection de la peau, caractérisée par un état spécial de démangeaison, survenant le plus souvent par accès.

Prurit lingual. — Très rare, indique une maladie à l'état latent, en préparation.

Prurit de la dentition. (Voy. *Éruption.*)

PSORIASIS (ψώρα, gale). — Affection caractérisée par la formation de squames blanc nacré, laissant au-dessous d'elles, après grattage, une surface légèrement saignante.

Psoriasis lingual. (Voy. *Leucoplasie.*)

PTYALISME OU SIALORRHÉE.—Sécrétion exagérée de la salive.

D'une façon générale, on observe le ptyalisme à un

degré variable dans toutes les inflammations de la bouche.

TRAITEMENT. — Pilocarpine. Injections sous-cutanées de 1 centigramme.

Bromure de potassium, 1 à 2 gr. par jour en solution ou 3 à 4 gr. en lavements.

Atropine. Pilules d'un demi-milligramme, 3 ou 4 par jour.

PULPITE. (Voy. *Carie dentaire, Odontalgie.*)

PULSATIF. — Qui correspond aux battements du pouls.

Les battements pulsatifs (*élancements*) indiquent la formation d'un *abcès dentaire*. (Voy. ce mot.)

PULTACÉ (*puls*, bouillie). — Enduit blanchâtre et crémeux, qui recouvre la muqueuse bucco-pharyngée.

Stomatite pultacée. (Voy. *Rougeole.*)

PURPURA. — Hémorragie cutanée.
Pétéchie, hémorragie pointillée.
Vibice — striée.
Ecchymose — formant une tache étendue.
Purpura du scorbut. (Voy. ce mot).

PUS. — Exsudat de la suppuration.
1° Sérum ; 2° cellules nécrosées, leucocytes.

VARIÉTÉS. — Phlegmoneux (louable), caséeux ou mal lié.

COULEUR. — Jaune.

Les agents *pyogènes* (staphylocoques doré et blanc, pneumocoque, streptocoque, colibacille , tétragène, gonocoque, bacilles du chancre mou et de la morve) produisent le pus.

PYÉMIE OU PYOHÉMIE (πυον, pus ; αἷμα, sang). — Infection générale purulente. L'agent pathogène envahit l'organisme, en provoquant une quantité de petits abcès *métastatiques*.

La pyémie peut reconnaître pour cause une lésion buccale, qui elle-même, dans certains cas, peut être due à une infection dentaire.

PYRAMIDON. $C^{13}H^{17}Az^3O$. — Dérivé méthylé et amylé de l'antipyrine (W. Filehne).

Poudre blanc-jaunâtre, cristalline, un peu amère ; plus efficace que l'antipyrine.

Son action est plus progressive et plus prolongée.

Analgésique, antipyrétique, qui opère à doses trois fois moindres que l'antipyrine.

Employé dans le tic douloureux de la face, la névralgie du trijumeau. (Voy. ce mot.)

Doses. — o gr. 25 à 2 gr. par jour.

Dose moyenne. — o gr. 30 à o gr. 75.

Potion	Pyramidon	3	gr.
	Eau distillée...................	120	—
	Sirop de limons...............	30	—

Q

QUININE . $C^{20}H^{24}Az^2O^2$. — Alcaloïde de l'écorce de quinquina.

Sulfate de quinine. — Antipyrétique, médicament spécifique du paludisme, de la fièvre. Employé dans les névralgies du trijumeau. (Voy. ce mot.)

Chlorhydrate de quinine. — Plus actif que le sulfate, mais plus altérable.

Bromhydrate de quinine. — Prescrit pour les enfants.

Quinidine. — Alcaloïde de la quinine.

QUINQUINA. — Ecorce du cinchona, arbre de l'Inde et de l'Amérique ; quinquina jaune, rouge, gris.

En art dentaire, on se sert des propriétés astringentes du quinquina. (Voy. *Dentifrices.*)

R

RACHITISME. — Maladie du premier âge, 1 à 3 ans, caractérisée par la faiblesse du tissu osseux, l'allongement ou la déformation des os longs.

ÉTIOLOGIE. — 1° *Théorie de Fournier.* — Le rachitisme est d'origine syphilitique ; c'est une maladie para-syphilitique. Cette théorie est loin d'être absolue. En effet, des rachitiques contractent la syphilis. Cependant la syphilis prédispose au rachitisme.

2° *Théorie alimentaire de Bouchard.* — Absorption insuffisante ou nulle des sels de chaux, surtout des phosphates, dans l'estomac de l'enfant, par insuffisance ou défaut d'acide chlorhydrique dans le suc gastrique. Les sels ne peuvent être dissous, ils sont rejetés.

Le sevrage prématuré ou tardif amène également des troubles de nutrition.

ANATOMIE PATHOLOGIQUE. — Les tissus rachitiques n'aboutissent pas à la formation de l'os, les ostéoblastes ne s'ossifient pas. L'épiphyse, molle, peu résistante, se laisse déformer par les contractions musculaires, subit un gonflement, la *nouure* est constituée. La diaphyse est également déformée, incurvée. Le squelette n'offre presque aucune résistance. Le rachitique fait de l'*ostéomalacie.*

SYMPTÔMES. — Début de 1 à 3 ans, géneralement au moment de la dentition.

L'enfant tombe, devient craintif, triste, ne veut pas marcher. Des nouures se forment, la poitrine s'aplatit latéralement, se bombe dans la région sternale, s'élargit en bas. Respiration gênée. Ventre saillant.

Douleurs abdominales, diarrhée. L'urine contient des phosphates éliminés.

La maladie dure ainsi de 8 mois à 2 ans, et l'enfant

peut succomber par broncho-pneumonie ou tuberculose.

S'il résiste, et que les consolidations s'effectuent, il offre les *déformations* persistantes qui suivent :

Crâne. — Front très saillant (front olympien), saillies des deux pariétaux (crâne natiforme). Persistance des fontanelles.

Bouche. — Voûte palatine en ogive, les dents supérieures sont généralement projetées en avant, les dents inférieures sont en rétroversion et chevauchent.

Les déformations et les érosions sont les mêmes que dans la syphilis héréditaire (voy. ce mot), sauf la dent d'Hutchinson.

Thorax. — Sternum en avant (poitrine de poulet). Au niveau de la réunion du cartilage costal et des côtes, il y a des bosselures, des nouures (chapelet rachitique).

Colonne vertébrale. — Déformation d'avant en arrière (scoliose), rotation sur l'axe, dans un plan transversal (cyphose).

Membre supérieur. — Les os sont en arc ; le poignet est très gros, épaissi, noué.

Membre inférieur. — Bassin rétréci, épiphyses nouées, tibia en lame de sabre, os arqués.

Traitement. — Huile de foie de morue ; préparations phosphatées, lait, bains de son.

RADIOGRAPHIE. — Les rayons X ou rayons Rœntgen sont engendrés par le passage du courant électrique dans une ampoule bianodique où existe un vide spécial.

Si une partie du corps (main, pied) est interposée entre l'ampoule et une plaque photographique, les rayons X, la traversant, projetteront sur la plaque l'ombre produite et la photographie définitive montrera une ombre très légère indiquant les parties molles et une ombre très noire indiquant les os.

Radiographie dentaire. — L'ampoule génératrice des rayons X étant à une certaine distance, on place dans l'intérieur de la bouche une petite plaque sensible protégée contre la lumière du jour et l'humidité.

Sur la photographie, on voit alors les parties molles de la joue dans une ombre très légère, le maxillaire et les dents indiqués par des ombres noires. On conçoit dès lors l'utilité très grande que peut présenter la radiographie en art dentaire.

En cas de trismus, d'accidents imputables à la dent de sagesse, la radiographie seule permet, non seulement d'affirmer l'existence de la dent de sagesse, mais aussi de se rendre compte de son inclusion, de ses différentes positions.

La radiographie permet également de déceler la présence des racines dont la direction est plus ou moins anormale, des odontomes, des kystes folliculaires.

Les trajets fistulaires, les nécroses, les fractures, les calculs salivaires deviennent visibles.

Le diagnostic est assis d'une façon ferme et le traitement devient réellement rationnel.

On a obtenu, dès à présent, de fort belles épreuves radioscopiques des maxillaires ; nous signalerons entre autres celles de M. Radiguet.

Le Dr Bouchacourt a préconisé la radiographie dentaire en plaçant un tube de Crookes dans l'intérieur de la bouche et en mettant la plaque entre les dents et la joue.

Outre les difficultés de construction du tube et l'émotion que peut provoquer son introduction chez les patients nerveux, on a remarqué des déformations réelles dans l'image projetée. De plus, il ne faut pas oublier que les rayons X sont d'un maniement très délicat, que leurs effets sur l'organisme sont peu connus. Il semble donc, jusqu'à preuve contraire, que la radiographie dentaire avec ampoule extérieure offre plus de sécurité et donne des résultats meilleurs.

Toutefois, la méthode du Dr Bouchacourt semble plus pratique pour la *radioscopie,* dans laquelle, au lieu de photographier l'image, on la rend visible à l'œil de l'observateur, en interposant extérieurement à la joue une plaque de platino-cyanure de baryum.

REDRESSEMENT DES DENTS. — Redressement brusque. — Employé surtout pour corriger la rotation sur l'axe.

Il faut se servir d'un davier, dont les mors ont été garnis de coton ou de caoutchouc.

On saisit la dent au collet, et on la luxe dans le sens voulu, en ayant soin de luxer lentement et en poussant plutôt un peu le davier.

Lorsque la dent a dépassé légèrement la position nouvelle, on la fixe avec un dispositif quelconque : digue, fil de soie, appareil.

Dans certains cas, il est indiqué de pratiquer la luxation en plusieurs séances.

Ce redressement n'est praticable que pour les incisives et les canines, il peut être fait sous la cocaïne. Son avantage consiste dans la rapidité; mais il a de nombreux inconvénients : extraction possible de la dent, fracture de la dent, section à l'apex du faisceau vasculo-nerveux, périodontite.

Redressement lent. — C'est celui qui est employé dans l'immense majorité des cas, et les succès sont très nombreux.

Il consiste à prendre un point d'appui sur un groupe de dents ou sur une plaque intra-buccale, pour faire mouvoir, par une force agissante, la dent à redresser.

La force agissante varie. Elle est constituée par des anneaux de caoutchouc, par des ligatures de fil de soie, par des ressorts, des vis extensibles ou de simples coins de bois augmentant de longueur sous l'influence de la salive.

En cas de rétroversion, la force agit directement sur la dent à redresser, et la pousse.

En cas d'antéversion, un bandeau externe relié à la plaque palatine force les dents à rentrer par le rétrécissement progressif qu'on lui fait subir. On peut aussi fixer à la dent une coiffe ou un petit anneau métallique à la face postérieure duquel vient agir la force dont le point d'appui se trouve sur la plaque palatine. On peut même combiner le bandeau et l'anneau.

En cas de rotation sur l'axe, on combine les divers systèmes indiqués, ou on emploie des appareils spéciaux.

De toute façon, dans les redressements, il y a une précaution presque toujours indispensable, c'est le *relèvement de l'articulation*.

Celle-ci, en effet, maintient la dent dans sa position vicieuse ; et il est nécessaire, pour permettre la mobilisation de la dent, de la soustraire à l'action de l'articulation.

Cette dernière, cependant, peut devenir un auxiliaire précieux du traitement dans le redressement à l'aide du *plan incliné*.

Dans ce système, sur trois ou quatre dents du maxillaire opposé, on place une coiffe en vulcanite ou en métal, qui, à l'endroit précis où vient frapper la dent à redresser, comporte un plan incliné dans le sens de la direction désirée.

La dent à redresser vient ainsi frapper constamment sur ce plan incliné, qui la mobilise dans la direction voulue. La force agissante est donc, dans ce cas, une force physiologique.

Lorsque le redressement est terminé, la dent est quelquefois maintenue dans sa nouvelle direction par l'articulation elle-même, ou bien il faut la maintenir, car elle a une tendance à revenir à sa position primitive. On arrive à ce résultat par un appareil de maintien, que l'on fait porter à des intervalles de plus en plus éloignés.

Redressement compliqué. — Il y a des cas où plusieurs dents sont placées anormalement, parce qu'elles sont trop serrées. Il faut alors avant tout, faire de la place pour les dents que l'on redressera ensuite ; on doit, par conséquent, procéder à une ou deux extractions. On extrait généralement la première ou la deuxième prémolaire permanente.

Lorsque, dans la même bouche, il y a des anomalies différentes, on emploie généralement un appareil à double bandeau, interne et externe.

Chacun de ces bandeaux sert de point d'appui aux différentes forces agissantes.

Il faut citer, dans cet ordre d'idées, les appareils de Gaillard, de Patrick, de Farrar.

Une complication très importante du redressement des dents consiste en ce que l'anomalie dentaire est quelquefois sous la dépendance d'une anomalie de l'arcade alvéolaire elle-même. (Voy. plus bas *Ecartement des maxillaires*.)

Prognathisme. — Une plaque de palatine sert de point d'appui à un élastique qui attire en arrière les incisives munies d'une coiffe métallique. Un second élastique, prenant ses points d'attaché extérieurement, sur le prolongement gingival de l'appareil, au niveau des molaires, contourne l'arcade, et double la force agissante en attirant également les coiffes métalliques des incisives (appareil Martinier).

L'appareil d'Angle est composé d'un ressort contournant les arcades dentaires et fixé à elles au moyen de colliers à écrous. La traction en arrière est exercée par des élastiques fixés à la partie antérieure de l'appareil, et qui, passant le long des joues, vont prendre leur point d'appui sur une sorte de bonnet placé sur la tête.

Ecartement des maxillaires. — Le principe consiste, étant donnée une plaque palatine, à la sectionner dans le sens antéro-postérieur et à faire agir une force tendant à écarter les deux moitiés l'une de l'autre. Les arcades dentaires s'écartent ainsi progressivement. La force agissante est constituée par un ressort en fil de piano (appareil de Coffin, de Talbot), par une vis (Kingsley).

L'appareil Francis-Jean mérite une mention spéciale.

Il est basé sur la pénétration d'une tige métallique dans un fourreau où elle rentre exactement, la tige se trouvant sur une moitié de la plaque palatine, le fourreau sur l'autre moitié.

Si, autour de l'extrémité de la tige, on enroule des fils métalliques, cet obstacle empêchera la pénétration complète dans le fourreau et les deux moitiés de la plaque de palatine seront écartées.

L'appareil Francis-Jean comportant deux systèmes de tiges parallèles et de sens contraire, la force obtenue est considérable, et on peut ainsi, en ajoutant peu à peu des tours de fil, obtenir l'écartement progressif des arcades dentaires.

RÉSECTION. (Voy. *Maxillaire supérieur*, *Maxillaire inférieur*.)

RÉSORCINE. — Très soluble dans l'eau ; antiseptique aussi actif que l'acide phénique, sans ses inconvénients.

Emploi. — Antisepsie buccale : muguet, aphtes.

Dentifrices.

Tenir à l'abri de la lumière et de l'humidité.

Dose. — 2 à 5 p. 100.

RÉSORPTION DU BORD ALVÉOLAIRE. (Voy. *Alvéole*.)

RESTAURATION DES DENTS. — La restauration peut être partielle ou totale.

Restauration partielle. (Voy. *Obturation*.)

Restauration totale. — On distingue la restauration portant sur une seule dent et la restauration portant sur plusieurs dents.

Restauration totale portant sur une seule

dent.— INDICATIONS. — 1° Lorsque la partie restante de la couronne est trop excavée, ou les bords trop minces pour permettre la rétention d'une obturation quelconque ;

2° Lorsque la racine seule subsiste.

PRÉCAUTIONS PRÉLIMINAIRES. — Soigner la racine.

Coiffe métallique. — Destinée à remplacer la couronne.

INDICATIONS. — Molaires. Une coiffe bien posée rend des services précieux pour la mastication.

CONTRE-INDICATIONS. — Si le collet de la dent est carié. S'il n'est pas suffisamment élevé au-dessus de la gencive pour permettre la rétention de la coiffe.

TECHNIQUE OPÉRATOIRE. — La couronne peut être estampée d'une seule pièce. Elle peut être fabriquée en deux fois, la bague circonscrivant le collet, la surface triturante étant soudée sur la bague.

Deux points sont importants : l'adhérence parfaite de la bague au collet et l'articulation très exacte de la surface triturante. La couronne métallique peut tenir par simple adhérence, mais on la fixe généralement avec de la gutta ou du ciment. Quelquefois, il est utile de souder, dans l'intérieur de la coiffe, au centre de la surface triturante, un pivot qui, noyé dans la gutta ou le ciment, augmente la solidité du système.

Couronnes en porcelaines.— **Dent à pivot.**— **Dent Logan.**— La dent à pivot peut être fabriquée de toutes pièces dans l'atelier (voy. *Prothèse*) ou achetée chez les fournisseurs.

PLACEMENT DE LA DENT LOGAN. — On commence par meuler la racine un peu au-dessous de la gencive, de façon à ce que l'adhérence de la dent artificielle à la racine soit parfaite, à ce que le point de séparation soit caché sous la gencive.

On élargit alors prudemment le diamètre du canal radiculaire, de façon à permettre l'introduction du pivot ; puis, au moyen d'une fraise spéciale ou d'une fraise à roue, on pratique dans l'intérieur du canal, à des hauteurs différentes, des rainures circulaires.

On fait alors l'antisepsie rigoureuse du canal, et on scelle la dent avec du ciment clair ou de la gutta.

Le pivot, le long duquel on a eu soin de pratiquer des échancrures, se trouve ainsi retenu dans la masse obturatrice, qui, elle-même, est retenue dans la racine par les rainures circulaires.

Ce mode de placement est, d'une façon générale, analogue pour les autres dents à pivot (dents de Bonwill, de How, de Liech, de Lov, de Bing, etc.).

Dans les pivots à gaîne, la gaîne seule est cimentée dans la racine, le pivot, amovible ou non, étant fixé dans cette gaîne.

Restauration totale portant sur plusieurs dents. — Appareils à plaques. — Ils sont étudiés à l'article *Prothèse*. (Voy. ce mot.)

Appareil à pont (Bridge Work).—En principe, l'appareil à pont se compose d'une plaque (pont), supportant une ou plusieurs dents artificielles, et prenant ses points d'appui sur une ou plusieurs dents naturelles ou racines (piles du pont).

Le bridge work peut être amovible ou fixe. La grande difficulté pour le travail à pont consistait autrefois dans la difficulté du parallélisme des pivots supportant l'appareil. Un de nos confrères des plus distingués, M. Touvet-Fanton, a résolu ce problème par l'emploi de pivots à rotule, qui suppriment le parallélisme et utilisent même, pour la rétention de l'appareil, le non-parallélisme des pivots.

RÉTROVERSION. — Anomalie de direction des dents, caractérisée par leur projection en arrière.

RHINOSCLÉROME. — Affection rare, probablement parasitaire.

Symptômes.—Caractérisée par l'apparition de plaques

et de nodosités bien limitées, qui infiltrent la peau du nez et de la lèvre supérieure.

Ces plaques, dures, élastiques, produisent par leur infiltration un épaississement du tissu. Les lèvres se resserrent (atrésie), la lésion envahit la bouche (gencives, palais, pharynx, larynx).

Troubles fonctionnels graves. Marche très lente aboutissant à la mort.

RHUMATISME (ῥεῦμα, fluxion).

1° *Rhumatisme articulaire aigu.* — Maladie infectieuse, attribuée à un bacille anaérobie, trouvé dans le sang par Achalme et Thiroloix;

2° *Rhumatisme blennorragique.* — Dû à une pyémie occasionnée par les bactéries pyogènes, qui ont pénétré au niveau de l'urètre;

3° *Rhumatisme* proprement dit. — Arthropathies chroniques, rhumatisme fibreux, noueux ou deformant ou goutteux, arthrite sèche.

Manifestations dentaires. — Périodontite expulsive. (Voy. ce mot.)

ROUGEOLE. — Fièvre éruptive, dont l'agent pathogène est inconnu.

Symptômes. — Début par du catarrhe oculo-nasal; puis, vers le quatrième jour, éruption de nombreuses petites taches rouges nettement séparées (exanthème).

Manifestations buccales. — On a décrit comme signe pré-éruptif de la rougeole une *stomatite pultacée* à localisation gingivale (Comby).

On observe constamment de l'*énanthème* (piqueté rouge) du voile du palais.

Traitement prophylactique. — Tous les jours, au moins une ou deux fois, lavages de la bouche, de la gorge, des narines, avec de l'eau boriquée.

S

SABURRE (*saburra*, gravier). — Enduit épais, muqueux, jaunâtre, recouvrant la surface de la langue, dans les cas de troubles digestifs.

Etat suburral de la langue.

SACCHARINE. — Poudre blanche, inodore, extrêmement sucrée. (*Sucre des diabétiques*.)

Antiseptique.

On l'emploie dans les poudres dentifrices.

SALIVATION MERCURIELLE. (Voy. *Stomatite mercurielle.*)

SALIVE. — Liquide sécrété par les glandes parotide, sous-maxillaire, sublinguale et toutes les petites glandes disséminées dans la cavité buccale (glandes mucipares).

1º *Salive parotidienne.* — Claire, liquide (densité 1006), alcaline; renferme des phosphates et des carbonates de chaux.

Cette salive est excrétée surtout pendant les mouvements de la mastication.

2º *Salive sous-maxillaire.* — Filante, visqueuse (densité 1003), alcaline, riche en mucine.

Excrétée surtout sous l'influence de la gustation.

3º *Salive sublinguale.* — Filante, très visqueuse, très épaisse. Elle sert à la déglutition.

4º Toutes les petites glandes disséminées dans la cavité buccale sécrètent une salive pareille à la sublinguale.

Le mélange de ces différentes salives constitue la *salive mixte*, dont la densité varie de 1002 à 1008.

Composition. — La salive mixte contient 9900 parties d'eau et 100 de matières solides (traces d'albumine, mucine, graisse et sulfocyanure de potassium, phosphates de chaux, carbonates de chaux).

La salive contient de la *ptyaline* ou *diastase salivaire*, ferment soluble, qui transforme très rapidement l'amidon cuit en dextrine. Elle contient aussi un peu de pepsine.

La salive contient encore des *globules pyoïdes* (globules blancs), des cellules pavimenteuses, de l'épithélium buccal, et de nombreux microbes. (Voy. ce mot.)

Quantité. — La quantité de salive excrétée en 24 heures varie de 500 à 1500 grammes.

Sécrétion salivaire. — Elle est le résultat d'un phénomène réflexe. Sous l'influence des aliments, des diverses excitations gustatives, même de leur souvenir, les fibres sensitives du lingual, du glosso-pharyngien, du pneumogastrique transmettent l'impression à un centre situé dans la moelle allongée. Cette impression est réfléchie par le facial et la corde du tympan sur les glandes salivaires, qui sécrètent alors la salive.

La pression produite par la salive nouvellement sécrétée chasse des cul-de-sacs de la glande celle qu'ils contenaient déjà. La salive est excrétée.

Rôle physiologique de la salive. — Elle lubrifie la bouche, facilite la mastication et la formation du bol alimentaire, transforme l'amidon en dextrine, puis en glycose. Elle commence donc la digestion, qui se continuera dans l'estomac.

Analyse de la salive. — Michaëls, dans un important travail (Congrès Dentaire international de 1900), démontre que les modifications pathologiques de la salive sont en relation avec les états diathésiques. Il préconise l'analyse de la salive comme un élément de diagnostic. (Voy. aussi *Sialorrhée, Sialagogues.*)

SALOL. $C^{13}H^{10}O^3$. — Phénol et acide salicylique, soluble dans l'alcool, l'éther, le chloroforme.

Antiseptique, antithermique, sédatif Antisepsie intestinale, rhumatisme.

A l'intérieur : 1 gr. à 4 gr. par jour, en cachets de 0,50 à 1 gr.

A ˙l'extérieur : pansements des plaies. Pommade, gaze salolée.

Le salol est prescrit fréquemment dans les dentifrices.

En présence du savon, le salol, se dédoublant en acide phénique et acide salicylique, peut produire de l'érythème.

On a signalé particulièrement la fréquence de l'eczéma orbiculaire des lèvres.

SAVON. — Produit de la décomposition des corps gras par les bases.

La saponification par la soude de l'huile d'amandes douces produit le *savon amygdalin ;* celle de la moelle de bœuf produit le *savon animal.*

Savons dentifrices. (Voy. *Dentifrices.*)

SYMPTÓME. — Tout phénomène morbide qu'on peut constater pendant la vie.

Symptômes subjectifs. — Ceux qui sont perçus par le malade.

Symptômes objectifs. — Ceux qui sont remarqués par le médecin.

SARCOME (σάρξ, chair).—Tumeur constituée par du tissu conjonctif à l'état embryonnaire, avec tendance à l'extension (phagédénisme).

Il tient le milieu entre les tumeurs bénignes et les malignes. (Voy. *Langue, Lèvres, Gencives* et *Bord alvéolaire, Joues, Voûte Palatine* et *Voile du palais.*)

SATURNISME. — Ensemble des accidents causés par l'intoxication chronique par le plomb.(Voy.*Plomb.*)

SCORBUT. (V. *Stomatites.*)

SÉQUESTRE. (Voy. *Nécrose, Esquilles.*)

SIALAGOGUES (σίαλον, salive).—Médicaments ayant la propriété d'augmenter la sécrétion salivaire.

Les principaux sialagogues sont :

Jaborandi : dose thérapeutique maxima.	o gr. 02
Pilocarpine...........................	o — 02
Chlorate de potasse....	10 —
Chlorate de soude.	
Pyrèthre.	
Gingembre.	
Muscarine, alcaloïde de l'amanita muscaria.	

SIALORRHÉE (σίαλον, salive ; ρεῖν, couler). — Exagération de la sécrétion salivaire. (Voy. *Ptyalisme*.)

SINUS MAXILLAIRE. — Anatomie. — L'antre d'Highmore est compris dans le maxillaire supérieur entre l'orbite et l'arcade alvéolaire supérieure, entre la fosse canine et la fente ptérygo-maxillaire, entre la fosse zygomatique et la paroi externe des fosses nasales.

Sa forme la plus habituelle est une pyramide triangulaire, à base supérieure (orbitaire) et à sommet inférieur (alvéolaire.)

Sa paroi antérieure correspond à la fosse canine. L'orifice de communication entre les fosses nasales et le haut du sinus s'ouvre à la partie antérieure du méat moyen (*ostium*). Le sinus peut avoir divers prolongements : palatin, sous-obitaire, orbitaire, zygomatique, alvéolaire. Des cloisons osseuses rendent la désinfection plus difficile. Les racines des 1re ou 2e grosses molaires supérieures ou surtout de la 2e prémolaire supérieure peuvent proéminer dans le sinus.

Empyème du sinus (εν, dans ; πυον, pus). — Abcès du sinus.

Étiologie. — Origine dentaire. L'apex portant un kyste à son extrémité est en relation avec la muqueuse du sinus. Inflammation par ostéite, consécutive à la carie dentaire.

Origine nasale, coryza (par continuité des muqueuses). Actinomycose. Corps étrangers.

Inflammation chirurgicale par pénétration d'une fraise à canaux.

SYMPTÔMES. — Douleurs. Névralgies. Cacosmie, odeur fétide perçue par le malade. Ecoulement de pus jaunâtre ou verdâtre par la narine du côté malade.

Cet écoulement est plus abondant, lorsque le sujet penche la tête en avant (signe de Fränkel). Il a, à ce moment, la sensation d'une masse qui se déplace. Pendant le sommeil, le pus peut pénétrer dans le pharynx ou le larynx ; troubles digestifs, fièvre.

COMPLICATIONS DU CÔTÉ DE L'ŒIL. — Iritis. Névrite optique. Exophtalmie. Ostéo-périostite du plancher de l'orbite. Cellulite orbitaire.

DIAGNOSTIC. — Ecoulement du pus. Cacosmie.

Eclairage électrique par transparence. — Dans une chambre obscure, on introduit dans la bouche du sujet une petite lampe électrique d'une dizaine de volts. Les lèvres étant fermées, on éclaire. Le sinus malade reste sombre et le sain s'éclaire en rouge clair. Le sujet, fermant les paupières, a du côté sain une impression lumineuse qui manque du côté de l'empyème. Cette opacité peut être également causée par des tumeurs. Le son d'un diapason est perçu avec moins d'intensité sur le sinus malade.

Il n'y a qu'une façon certaine de poser le diagnostic, c'est de faire une ponction exploratrice par l'alvéole de la 2ᵉ prémolaire ou de la 1ʳᵉ grosse molaire. Dans les cas délicats où on redoute des accidents, des complications, il ne faut pas hésiter à pratiquer cette ponction exploratrice. Dans la grande majorité des cas, il s'agit d'empyème.

PRONOSTIC. — Sérieux, car les complications sont toujours possibles. Nécrose. Névralgies. Complications graves du côté de l'œil.

Un empyème, pris à temps et traité sérieusement, guérit.

TRAITEMENT DE LA CAUSE. — *Voie alvéolaire.* — Il s'agit presque toujours des dents. Dans ce cas, il faut extraire les racines cariées, pénétrer dans le sinus avec un trépan qui doit avoir au moins 1 centimètre de diamètre. On procède à un lavage parfait de la cavité. On place une canule, qui doit pouvoir se fermer, pour éviter l'entrée des liquides ou des particules alimentaires. Le traitement consiste alors en lavages antiseptiques (eau chloralée, eau oxygénée, eau boriquée), et, dans les cas intarissables, chlorure de zinc et acétotartrate d'alumine.

Nous sommes personnellement partisan de la voie alvéolaire, quelle que soit, du reste, l'étiologie de l'empyème. On assure ainsi l'écoulement du pus par la partie la plus basse du sinus, ce qui est rationnel. On a ainsi l'assurance d'un nettoyage et d'un vide parfaits, et on se ménage les plus grandes chances de réussite. Au point de vue de l'esthétique post-opératoire, c'est également la méthode de choix.

Voie naturelle.— Par l'orifice du sinus dans les fosses nasales.

Voie nasale.— Par perforation du méat inférieur.

Voie canine. — Nous préférerions encore la *voie canine* qui a, du moins, l'avantage d'éclairer le champ opératoire et de permettre la destruction des cloisonnements.

On réservera donc la voie canine pour les cas rebelles, mais, dans l'immense majorité des cas, la voie alvéolaire donnera d'excellents résultats.

Fistules du sinus maxillaire. — Elles s'observent soit dans la bouche (gingivales, alvéolaires, palatines), soit à l'extérieur (cutanées). Elles peuvent être multiples. Lorsque le malade se mouche, l'air sort par l'orifice de la fistule. De même si on pratique une injection, le liquide s'écoule par les fosses nasales.

On conçoit qu'il faille intervenir sans hésiter, car le foyer de suppuration n'est pas éteint et il peut y avoir des accidents de rétention. Ce traitement consiste à donner issue au pus et à cureter le sinus. Aussi, dans le cas de sinusite rebelle persistante, où il faut cureter soigneusement le siège du mal, la voie canine est absolument indiquée, l'intervention est plus large et plus complète.

Lumière chimique. (Voy. ce mot.)

Tumeurs du sinus. — **Tumeurs bénignes**.

Kystes. — *Kystes d'origine dentaire*. — Kystes radiculo-dentaires d'une racine pénétrant dans le sinus. Plus ou moins volumineux, ils arrivent quelquefois à remplir la cavité du sinus et même à le distendre.

Kystes muqueux. — Dus à l'oblitération du conduit excréteur des glandes de la muqueuse du sinus.

Myxomes, fibromes, chondromes, ostéomes. Rares.

Tumeurs malignes.— **Sarcomes, carcinomes, épithélioma.**—Ils se manifestent par des douleurs, la chute des dents, l'infection ganglionnaire.

SYMPTÔMES. — Toutes ces tumeurs ont d'abord une période de début très vague (névralgie), puis les symptômes se précisent ; la compression du sinus par la tumeur amène de l'obstruction nasale, la chute des dents, des accidents ophtalmiques. Enfin le néoplasme franchit le sinus, envahit la bouche, les fosses nasales, et quelquefois même la base du crâne.

DIAGNOSTIC. — Très délicat. Translucidité du sinus. Age du sujet. Ecoulement du pus. Ponction exploratrice.

TRAITEMENT. — Intervention chirurgicale, sauf pour les tumeurs bénignes; voie canine.

SOUS-MAXILLAIRE (Glande).—**Sous-maxillite.**— L'inflammation de la glande (*sous-maxillite*) est identique à celle de la parotide, comme étiologie et pathogénie.

DIAGNOSTIC. — Elle peut être confondue avec les adénophlegmons. L'issue du pus par le canal de Wharton et son cathétérisme éclaireront le diagnostic.

TRAITEMENT. — Incision.

Whartonite.— On a décrit l'inflammation limitée au canal d'excrétion de la glande.

TRAITEMENT. — Cathétérisme.

Tumeurs. — Adénomes et adénochondromes. —
Pour les distinguer des adénopathies, introduire un stylet dans le canal de Wharton,et imprimer un mouvement à la grosseur. Si le stylet suit les déplacements de la grosseur, c'est une tumeur de la glande.

TRAITEMENT. — Le traitement de ces tumeurs, au pronostic bénin, consiste dans l'énucléation.

Epithélioma. — Analogue au cancer de la parotide. (Voy. ce mot.)

TRAITEMENT. — Opération très large par la voie sushyoïdienne.Lorsque la tumeur est adhérente au maxillaire, on est obligé d'en faire la résection, mais le cas est grave et on s'abstient généralement.

Traitement palliatif très serré.

STAPHYLORRAPHIE. — Opération consistant à rapprocher et à suturer les deux moitiés du voile du palais.Elle a été pratiquée pour la première fois par un dentiste de Rouen, Lemonnier (1760).

Le staphylorraphie est presque toujours pratiquée en même temps que l'*uranoplastie*. (Voy. ce mot.)

PROCÉDÉ DE BROPHY. (Voy. *Voûte palatine* et *Voile du palais*.)

STOMACACE.(Voy.*Stomatite ulcéro-membraneuse.*

STOMATITE (στομα, bouche).— Toute inflammation de la muqueuse buccale.

Stomatite aiguë simple ou érythémateuse. —
ÉTIOLOGIE. — *Causes locales.* — Irritation de la muqueuse buccale (chicots, morsures, brûlures, tartre, acides, accidents de la dent de sagesse).

Causes générales. — Maladies infectieuses, diabète..

SYMPTÔMES.— Inflammation des gencives du côté où le malade se couche.

Apparition de plaques épithéliales pultacées, recouvrant une surface qui saigne facilement et peut s'ulcérer grâce à la pullulation des microbes. Sécheresse de la bouche. Sialorrhée fétide. Légère adénite sous ou rétro-maxillaire.

TRAITEMENT. — Nettoyage de la bouche. Ablation du tartre. Résection ou extraction des chicots. Antisepsie. (Voy. *Antiseptiques*.)

Collutoires.

℞ Teinture d'iode......................... 5 gr.
   Iodure de potassium.................... 1 —
   Glycérine.............................. 50 —

℞ Chlorate de potasse..................... 10 gr.
   Eau de roses .... 300 —
   Essence de menthe..................... Qq. gouttes.

Pour laver la bouche toutes les deux heures (VIAU).

℞ Chlorate de potasse............. 0 gr. 75 cent.
   Acide borique................... 1 —
   Glycérine....................... 10 —
   Jus de citron................... 15 —

℞ Chlorhydrate de cocaïne........ 0 gr. 50 cent.
   Acide borique.................. 2 —
   Glycérine...................... 20 —

En badigeonnages des gencives.

Stomatite aphteuse. (Voy. *Aphtes* et *Fièvre aphteuse*.)

Stomatite mercurielle. — Stomatite toxique, due à l'élimination du mercure par les glandes salivaires.

ETIOLOGIE. — État défectueux de la bouche.

Causes thérapeutiques. — La stomatite peut survenir, toutes les fois qu'un sel de mercure est introduit dans l'organisme (frictions, injections).

L'état antérieur de la bouche joue le plus grand rôle (tartre, chicots, tabac, alcool).

Causes professionnelles. — Doreurs, chapeliers, étameurs de glace, mineurs de mercure.

PATHOGÉNIE. — Il y a stomatite par suite de la pullulation des microbes pathogènes de la bouche sur un terrain fertile, préparé. Cette préparation est le fait du mercure, qui a rendu la bouche apte à la culture microbienne.

Symptômes.—Début par une gingivite localisée autour d'une dent cariée, ou en arrière de la 2ᵉ grosse molaire ou des incisives centrales inférieures. Sécheresse de la bouche. Cuisson. Saveur métallique.

Les lésions s'agrandissent, prédominant généralement du côté où le malade se couche (salive) ou du côté où le malade ne mange pas (tartre, chicots).

Puis la gingivite et la périostite deviennent intenses. Gencives rouges, tuméfiées, décollées.

Périostite intense. Les dents sont recouvertes d'un enduit sale, purulent, et laissent leur empreinte sur les joues et la langue, qui, elle-même, est tuméfiée, blanchâtre.

La salivation est très abondante et surtout extrêmement fétide. La nuit, la salive inonde l'oreiller.

Engorgement ganglionnaire. Mastication presque impossible. Malade très affaibli. Etat général affecté.

Diagnostic. — Ordinairement facile (traitement syphilitique). Sialorrhée fétide.

Pronostic. — Généralement bénin.

Traitement. — Avant tout, préventif. Nettoyage minutieux de la bouche. Hygiène buccale rigoureuse. Cesser de fumer. Supprimer le mercure.

La stomatite une fois déclarée, suspendre le traitement spécifique. Fréquents lavages antiseptiques, calmants.

Chlorate de potasse, 5 p. 100. Sublimé. 0,25 p. 100. Eau boriquée. Eau de pavots et de guimauve. Eau chloralée.

Collutoires cocaïnés.

Nettoyage minutieux de la bouche :

℞ Chlorate de potasse...................... 10 gr.
  Miel rosat.............................. 60 —
  Infusion de feuilles de ronces........... 200 —

En bains de bouche.

Collutoire.

℞ Acide borique........................... 2 gr.
  Chlorhydrate de cocaïne................. 0 — 50
  Glycérine............................... 20 —

℞ Teinture de noix de Galle........... ⎱
Teinture de ratanhia............... ⎰ ââ 12 gr.

Résorcine......................... 3 —

Menthol........................ o — 25

En badigeonnages des gencives, 2 fois par jour (LANZ).
Eau oxygénée.

Sublimé, en augmentant de 1/5000 à 1/1000 en 8 jours.

Stomatite ulcéro-membraneuse ou **stomacace.**
— Infectieuse, parasitaire, contagieuse et épidémique.
Gangrène superficielle de la bouche.

ETIOLOGIE. — Alimentation défectueuse. Misère physiologique. Encombrement (lycées, casernes). Manque
d'hygiène buccale. Eruption laborieuse des dents.

La maladie est due à un agent spécifique encore
inconnu.

SYMPTÔMES. — Début au niveau des grosses molaires
inférieures gauches. Sur le bord libre des gencives,
apparaît une petite vésicule jaune, qui se crève et laisse
échapper du pus. Il reste alors une ulcération en forme
de croissant qui entoure la dent. Les bords sont déchiquetés, le fond est rempli d'une bouillie blanchâtre.
L'ulcération gagne les dents voisines et peut même
atteindre, quoique rarement, la joue, les lèvres et la
langue. La muqueuse est enflammée, œdématiée, saignante.

Sécheresse. Empâtement de la bouche. Malaise général. Engorgement ganglionnaire. Salivation abondante.
Haleine très fétide.

DIAGNOSTIC. — Assez facile. Unilatéralité des ulcérations.

Diagnostic différentiel avec la diphtérie. Celle-ci
envahit le pharynx. La stomatite ulcéro-membraneuse
ne dépasse pas les piliers postérieurs.

PRONOSTIC. — Bénin, lorsque l'affection est bien soi-
gnée ; elle dure 8 à 10 jours ; sérieux, lorsqu'elle est
laissée à elle-même, à cause de la déglutition constante
des toxines.

TRAITEMENT. — La stomatite est contagieuse. Isolement du malade.

Chlorate de potasse. Lavages fréquents de la bouche avec de l'eau chloralée ou boriquée.

Pour les cas rebelles, on a conseillé le curettage des ulcérations, suivi de frictions avec la poudre d'iodoforme (DIKISSEL).

Bains de bouche :

℞ Chlorate de potasse...................... 4 gr.
  Eau distillée........................... 200 —
  Sirop de mûres.......................... 40 —

Potion :

℞ Chlorate de potasse.................... 10 gr.
  Sirop de framboises.................... 30 —
  Eau distillée.......................... 100 —

A prendre par cuillerées à soupe.
Collutoires à la cocaïne.

Muguet. — SYNONYMIE. — *Blanchet. Stomatite crémeuse.*

DÉFINITION. — Affection contagieuse de la muqueuse buccale.

ETIOLOGIE. — *Causes prédisposantes.* — Le lait, le manque de salive, son acidité.

Le muguet s'observe aux âges extrêmes, chez les enfants débilités, athrepsiques, chez les vieux urinaires, et aussi à la fin des grandes maladies : tuberculose, diabète, cancer.

Cause déterminante. — Un champignon, l'oïdium ou saccharomyces albicans.

SYMPTÔMES. — Sécheresse de la bouche, apparition de plaques blanches confluentes ou d'un semis de points blancs qui siègent sur la langue, les joues, les lèvres, la voûte palatine, le pharynx et les gencives.

Dans les formes confluentes, la bouche entière est recouverte d'un enduit blanc neigeux. Puis la couleur devient sale, grisâtre ; les plaques sont moins adhérentes.

L'état général, à part la difficulté de la succion et de la

mastication, ne paraît pas notablement influencé du fait du muguet. Les accidents graves concomitants dépendent de l'athrepsie chez les enfants, de la cachexie chez les vieillards.

DIAGNOSTIC. — Les plaques de muguet sont adhérentes à la muqueuse. Enlevées, elles se reproduisent. Il n'en est pas de même des grumeaux de lait qui restent dans la bouche des nourrissons et qu'un examen superficiel peut faire confondre avec la stomatite.

Diagnostic différentiel avec : stomatite diphtérique (analyse microscopique), stomatite aphteuse (apparition antérieure de vésicules).

PRONOSTIC.— Bénin, chez les enfants robustes ; extrêmement grave chez les enfants débilités, chez les vieillards et au cours des grandes maladies : diabète, tuberculose, cancer.

TRAITEMENT. — *Prophylaxie.* — Antisepsie des biberons, des tétines, du sein de la nourrice. Eau de Vichy dans le lait.

Une fois la maladie déclarée, combattre l'acidité de la salive. Traitement alcalin, puis antiseptique. Proscrire les matières sucrées.

Eau de Vichy.

Eau de chaux.

Badigeonnages, plusieurs fois par jour, avec :

℞ Borate de soude........................ 4 gr.
Glycérine............................. 8 —
Eau.................................. 24 —

ou :

℞ Borate de soude........................ 4 gr.
Sirop de mûres........................ 30 —

Toucher les parties malades avec :

℞ Salicylate de soude..................... 2 gr.
Eau................................. 100 —

Saccharine (FOURNIER).

Badigeonnages 5 ou 6 fois par jour avec :

℞ Saccharine........................... 1 gr.
Alcool à 40°.......................... 50 —

Suçon boriqué (ESCHERICH). Dans un petit sachet de soie ou de batiste soigneusement stérilisé, placer un coton imprégné d'acide borique pulvérisé et additionné de 20 centigr. de poudre de saccharine. L'enfant tète volontiers ce suçon, qui amène rapidement la guérison.

Stomatite gangréneuse ou Noma. — Maladie extrêmement rare, à cause des progrès de l'antisepsie; elle survient surtout au cours de la rougeole.

ETIOLOGIE. — Les microbes de la bouche. Il n'y a pas de microbe spécifique du Noma; mais il faut probablement une association de certains microbes. En tout cas, il faut que l'organisme se trouve en état de moindre résistance. Maladies infectieuses. Enfants épuisés.

SYMPTÔMES. — Période d'abattement, apparition à la face interne des joues ou dans le repli gingivo-labial de taches violacées, suivies de phlyctènes qui se crèvent et découvrent des ulcérations à bords saillants et à fond grisâtre. Ces ulcérations deviennent phagédéniques ; la joue, les gencives, les lèvres ne forment plus qu'un vaste escarre, les dents tombent. L'escarre s'étend en profondeur, gagne la peau ; il y a communication avec l'extérieur.

La salivation est abondante et très fétide. Les phénomènes d'auto-intoxication sont très graves et très rapides, diarrhée fétide. La mort survient habituellement par embolie.

DIAGNOSTIC DIFFÉRENTIEL.

Pustule maligne. — Début par la peau et non par la muqueuse (analyse micrographique).

PRONOSTIC. — Très grave.

TRAITEMENT. — Lutter contre la gangrène. Cautérisations profondes au thermocautère ou au nitrate acide de mercure, à l'acide chlorhydrique, suivies d'applications de chlorure de chaux.

Lavages antiseptiques abondants et répétés.

Eau oxygénée. Permanganate de potasse.

Relever les forces du malade. Injection de sérum, toniques, quinquina, stimulants, vins généreux, kola, bouillon, hachis.

Stomatite blennorragique. (Voy. *Blennorragie*.)

Stomatite érucique d'Artault (*erucae*, chenilles urticantes). — Cette stomatite, observée par Artault, a été étudiée par Ch. Charpentier.

ETIOLOGIE. — C'est une stomatite causée par l'usage de fruits contaminés par une chenille (*liparis chrysorrhœa*).

SYMPTÔMES. — Sur la muqueuse buccale, on remarque des zones érythémateuses un peu saillantes. Sur ces érythèmes, irrégulièrement groupés, il y a des points ulcérés, gros comme un grain de chénevis, peu sensibles, ressemblant à des aphtes.

Ces ulcérations ne s'étendent pas, se desquament et disparaissent bientôt, sans qu'il y ait eu de fièvre, ni de réaction ganglionnaire. Il y a cependant une légère tuméfaction des lèvres.

DIAGNOSTIC. — Il est d'autant plus facile que la maladie n'est observée qu'en mai, juin et juillet.

TRAITEMENT. — Applications de teinture de myrtille.

Scorbut. — Affection épidémique (marins), caractérisée par une *gingivo-stomatite* et des hémorragies (purpura).

ETIOLOGIE. — Mauvaises conditions hygiéniques.

Privation prolongée de végétaux frais.

Abus des viandes salées.

Mauvaise alimentation.

Combes a observé, chez un enfant, un cas de scorbut causé par du lait maternisé au lieu de lait frais bouilli.

SYMPTÔMES. — Débilité progressive. Douleurs des jambes.

Altérations de la bouche, liseré bleu vineux, gencives gonflées, violacées, tuméfiées, saignantes, couvertes de bulles.

Haleine fétide, ecchymoses sur la face interne des gencives, sur le voile du palais.

Pas de fièvre. Récidive fréquente.

COMPLICATIONS. — Hémorragies, œdèmes, hémothorax, hémopéricardite, nécrose des maxillaires, cachexie, mort.

TRAITEMENT. — *Traitement général.* — Changement de milieu, nettoyage minutieux des dents.

Traitement local.— Toucher les ulcérations avec du us de citron, de la teinture d'iode.

Sirop et vin antiscorbutiques, quinquina.

Ail, moutarde, oignon, raifort, cochléaria, cresson, pomme de terre.

Limonade au citron, à l'orange :

♃ Citrons ou oranges		n° 2.
Sucre		70 gr.
Eau bouillante		1 litre.

Laisser macérer pendant une demi-heure et passer. Bains de bouche avec la solution suivante :

♃ Acide chlorhydrique		2 gr.
Alcoolat de cochléaria		30 —
Sirop d'oranges		50 —
Eau distillée		220 —

(E. GOURIN.)

STOMATITES LOCALISÉES. — Gingivites. (Voy. ce mot.)

Perlèche. — Stomatite infantile, très contagieuse, épidémique, localisée à la *commissure des lèvres*, généralement à droite et à gauche. On l'appelle aussi : *Pourlèche*, à cause de la sensation de cuisson qu'elle occasionne et qui oblige les enfants à se pourlécher les lèvres ; *Bridou*, parce qu'elle bride les deux commissures labiales ; *Epidermo-dermite commissurale streptococcique* (BESNIER).

ETIOLOGIE.—*Streptococcus plicatilis*, découvert par

Lemaistre en 1886. Il faut citer aussi les recherches bactériologiques de Bureau et Fortineau.

Symptômes. — Petite tache blanchâtre opaline, qui se soulève et découvre une petite ulcération. Il n'y a généralement qu'une fissure occupant le pli même de la commissure. Il peut y en avoir 2 ou 3 secondaires. Les moindres mouvements des lèvres sont douloureux, l'enfant porte constamment la langue sur l'ulcération, espérant atténuer cette sensation de brûlure. Il n'y a pas de retentissement ganglionnaire.

Exceptionnellement, la perlèche peut être associée avec l'impétigo de la face, la stomatite diphtéroïde.

Durée. — 15 à 30 jours (Lemaistre), 4 à 6 semaines (Raymond).

Tendance spontanée à la guérison. Récidive fréquente.

Traitement. — Isoler le petit malade, cette affection étant très contagieuse (21 enfants atteints sur 27).

On a conseillé la teinture d'iode, l'alun, le sulfate de cuivre, la glycérine et l'amidon.

Stomatite impétigineuse. — Localisée au *vestibule de la bouche*. Complication de l'impétigo.

Etiologie. — Enfants mal soignés.

Symptômes. — Apparition dans le vestibule de la bouche ou à la face interne des lèvres, aux gencives, de vésico-pustules qui se rompent et laissent échapper un liquide; celui-ci forme des croûtes superficielles, qui tombent sans laisser de cicatrices.

Pas de fièvre, diarrhée, déglutition gênée, léger engorgement ganglionnaire.

Durée 8 à 10 jours, excepté quand cette stomatite survient au cours d'une maladie infectieuse.

Diagnostic. — Facile, car la voûte palatine et les amygdales ne sont jamais atteintes.

Traitement. — Lavages antiseptiques de la bouche des mains. Teinture d'iode.

Subglossite diphtéroïde. — Localisée au *frein de la langue*.

Étiologie. — Pendant les quintes de toux de la coqueluche, le frein de la langue vient frapper le bord libre des incisives.

D'une façon générale, la toux prédispose à cette affection.

Symptômes.— Petite ulcération longue et très étroite, recouverte d'une fausse membrane.

Aucun phénomène général.

Durée. — Autant que la période de toux.

Pronostic. — Bénigne par elle-même, cette affection demande à être surveillée à cause des complications possibles (angine de Ludwig), adéno-phlegmous.

Traitement. — Cautérisations au nitrate d'argent. Teinture d'iode.

Stomatite des souffleurs de verre. — Lésions de la peau et de la muqueuse.

Étiologie.— La salivation abondante que produisent les glandes salivaires à cause du soufflage.

Symptômes.—L'orifice du canal de Sténon est agrandi, et l'ouverture est excavée en forme d'entonnoir. Les parois sont tapissées d'une pellicule blanchâtre, analogue à celles produites par le nitrate d'argent. Cette pellicule est mince, pas très adhérente.

Pronostic. — Bénin. Dès que l'ouvrier suspend le travail, l'affection cesse.

Traitement. — Interrompre le travail, lavages antiseptiques, teinture d'iode.

STYPAGE. — Procédé usité dans l'anesthésie locale par les réfrigérants et consistant, au lieu de projeter le jet capillaire directement sur la muqueuse, à le projeter sur une boulette d'ouate et de bourre de soie, que l'on applique ensuite sur la muqueuse. En pratique, on se sert d'une boulette d'ouate.

Le stypage est dû à Bailly (de Chambly).

(Voy. *Froid*.)

SUPPURATION. — Mode de terminaison des inflammations.

Organes morts qui s'éliminent.

SURRÉNALINE (Extrait de). — Synonymie. — *Capsules surrénales, Adrénaline*.

Effets. — Hémostatique. Vaso-constricteur extrêmement puissant, agissant par ischémie, permettant d'opérer presque à blanc.

Emploi en art dentaire. — 1° Contre les hémorragies *opératoires*, post-opératoires.

Hémophilie.

Badigeonnages de la muqueuse, l'action ischémiante de l'adrénaline prolongeant l'anesthésie locale;

2° Contre les hémorragies *gingivales*, fort gênantes lors de la préparation des caries du collet;

3° Contre les hémorragies *pulpaires*, très ennuyeuses également;

4° Pour combattre la *pulpite* ou les douleurs consécutives à l'extraction.

Emploi de l'extrait surrénal seul ou combiné avec 1/2 p. 100 de chlorhydrate de cocaïne.

SYNCOPE (σύν, avec; κόπτειν, couper). — Suspension brusque et momentanée des mouvements du cœur (*syncope cardiaque*) ou des mouvements de la respiration (*syncope respiratoire*). (Voy. *Anesthésie* [*Accidents*].)

SYPHILIS BUCCALE. — La connaissance approfondie de la syphilis buccale est nécessaire au chirurgien-dentiste, car la cavité bucco-pharyngienne est le siège d'élection des manifestations de la maladie à tous ses degrés.

En général, le syphilitique n'avoue jamais, et prévient encore moins. De sorte que le praticien, s'il méconnaît les manifestations buccales, risque, non seulement de se contaminer lui-même, mais aussi d'inoculer la maladie à d'autres personnes par ses instruments.

C'est surtout à propos de la syphilis qu'il faut rappeler

1° L'importance de la stérilisation parfaite des instruments ;

2° Que toute écorchure des mains de l'opérateur doit être, en tout temps, isolée par du collodion ;

3° Que, pour tout nettoyage de bouche suspecte, il faut mettre des lunettes ;

4° Le secret professionnel.

Accidents primitifs. — **Chancre**. — ETIOLOGIE.— Contact, cuillers, fourchettes, verres, pipes, canne à souffler des ouvriers verriers, instruments de dentiste, baisers même indifférents. Contamination des nourrissons par le sein de la nourrice.

Chancre des lèvres. — Unique ou multiple, plus fréquent à la lèvre inférieure.

Siège sur la muqueuse, sur la peau ou à cheval sur les deux téguments, soit à la commissure, soit à la partie médiane ou latérale de la lèvre.

Aspect. — Quelquefois petit, rond ou ovale, à bords réguliers, bien nets, non ondulés, pouvant se confondre avec une petite plaie banale ou une érosion herpétique (bords ondulés).

Le plus souvent, le chancre est constitué par une ulcération couverte d'une croûte sèche, plate, sans bords nets et reposant sur une base indurée, limitée à la place de la lésion. La couleur est rouge vif ou sombre. Engorgement ganglionnaire sus-hyoïdien : *ganglion témoin*.

Types. — Ceux que l'on observe à la lèvre sont les chancres érosif, papuleux, croûteux, ulcéreux, très rarement phagédénique.

DIAGNOSTIC. — Nous avons indiqué plus haut la variété qui peut être confondue avec l'herpès (observation attentive des bords).

peut être confondu aussi avec l'épithélioma. (Voy. *Lèvres*.)

Age du malade, surface saignante.

Dans le cas de doute, ne pas instituer le traitement antisyphilitique, qui donne un coup de fouet au cancer, mais attendre ; l'apparition de la roséole ou des plaques muqueuses dissipera tous les doutes.

Chancre de la langue. — Siège. — Sur le tiers antérieur de la face dorsale, à la pointe, sur les bords. Forme arrondie ou ovalaire, dimension d'une lentille ou d'un diamètre de 2 à 3 centimètres. Erosion sans bords nets, à fond rougeâtre. Base indurée, mais peu indurée. Engorgement des ganglions sous-maxillaires d'un côté, gêne de la mastication.

Durée. — De 1 à 2 mois.

Diagnostic.—*Diagnostic différentiel :*avec l'*herpès*, comme ci-dessus, pour le chancre des lèvres.

Avec les *ulcérations tuberculeuses* (tuberculose pulmonaire).

Avec l'*épithélioma au début* (âge, hémorragies).Différer l'intervention.

Chancre de la gencive. — Etiologie. — Souvent dù à la contamination par des instruments de dentiste.

Siège. — Si c'est à la suite d'un nettoyage, le chancre siégera dans un espace interdentaire ; si c'est à la suite d'une extraction, ce sera au niveau de l'alvéole de la dent extraite. Plaque indurée ovalaire ou semilunaire, à fond lisse, uni.

Chancre de l'amygdale. — Symptômes. — Très fréquent, généralement unique, quelquefois bilatéral. Erosion ou ulcération à forme arrondie ou ovalaire, siégeant sur la partie saillante d'une amygdale, parfois s'étendant sur le pilier antérieur ou postérieur, diamètre d'une lentille ou de 2 à 3 centimètres.

Couleur rougeâtre, grisâtre, blanchâtre.

Le *fond*, au lieu d'être lisse, comme dans les autres chancres, est irrégulier (tissu de l'amygdale).

14.

Induration difficile à percevoir. Inflammation, gonflement de l'amgydale.

Adénopathie des ganglions sous-maxillaires et carotidiens (ganglion témoin).

Douleur persistante unilatérale.

DIAGNOSTIC. — Il est quelquefois très délicat. Il faut toujours considérer le siège unilatéral, l'induration, l'adénopathie.

On peut confondre le chancre avec une *angine*, des *plaques muqueuses* (il y en a aussi dans la bouche), une gomme (bords à pic, fond bourbillonneux) et surtout avec l'*épithélioma*. Considérer l'âge, le sexe, les hémorragies, le phagédénisme et la fétidité de l'épithélioma.

TRAITEMENT. — Antiseptiques légers, non irritants. Calmants. Ceci, indépendamment du traitement spécifique.

Accidents secondaires.—Plaques muqueuses. — La cavité buccale est le siège d'élection des plaques muqueuses, qui affectent l'amygdale, les lèvres, la langue. Eruption abondante ou discrète.

FORMES. — 1º *Papules.* — Rondes ou ovales, opalines, de la dimension de l'ongle du petit doigt. Ces papules se desquament, c'est une érosion.

2º *Plaques.*— Lisses, sans papilles, on dirait que les papilles, en ce point seulement, ont été fauchées.

A la commissure des lèvres, les plaques muqueuses sont « en feuillet de livre », la commissure formant l'angle des deux pages supérieure et inférieure. Les plaques sont en contact lorsque la bouche est fermée. La commissure est ulcérée, quelquefois très douloureuse.

DIAGNOSTIC. — Ne pas confondre avec l'*herpès* (bords dentelés), les *aphtes* (fond jaune serin).

PRONOSTIC. — Sévère, à cause du danger constant de contamination. Les plaques peuvent durer plusieurs mois.

Traitement général spécifique. — Attouchements très légers avec du nitrate acide de mercure. Ne pas fumer. Hygiène buccale.

℞ Teinture d'iode...................... } ââ 2 gr.
  Iodure de potassium............... }
  Eau distillée......................... 250 —

F. S. A. En gargarismes, contre les ulcérations.

℞ Feuilles de coca...................... 5 gr.
  Racines de guimauve................ 10 —
  Eau bouillante....................... 200 —

Faire infuser, passer et ajouter :

  Chlorhydrate de cocaïne........... 0,20 cent.
  Mellite simple..................... 50 gr.

En gargarismes, contre l'inflammation et la douleur.

℞ Chlorate de potasse.................. 5 gr.
  Eau distillée......................... 250 —

(E. Gourin.)

Accidents tertiaires. — **Lèvres**. — Accidents assez rares.

Gommes. — Lèvre supérieure. Isolées ou multiples, elles coïncident ou non avec une gomme des fosses nasales.

Marche. — Apparition, dans l'épaisseur de la lèvre, d'une masse, qui grossit, se ramollit, devient fluctuante, s'ouvre spontanément et, laissée à elle-même, produit des pertes de substance.

Diagnostic différentiel. — Penser au siège intramusculaire, à l'absence de douleur, aux antécédents.

Traitement. — Le traitement spécifique amène une guérison rapide.

Infiltration gommeuse diffuse des lèvres ou **Syphilome labial**. — Très rare, atteint de préférence la lèvre inférieure. Hypertrophie considérable, lente ou rapide, de la lèvre qui se déverse en dehors. Des ulcérations secondaires surviennent, douloureuses.

Langue.—Glossites tertiaires. — Sclérose de la langue. — Superficielle ou profonde.

Glossite scléreuse superficielle.

1re *Forme.* —A la face dorsale, on voit des plaques rouges, on dirait que les papilles ont été,à cet endroit, rasées. Légère induration sous-jacente.

2e *Forme.* — Mêmes caractères, mais les lésions, au lieu d'être circonscrites, sont diffuses.

Glossite scléreuse profonde.

Elle peut occuper un point particulier de la langue, la moitié, ou le tiers antérieur.

Modification de l'épaisseur de l'organe, apparition de sillons comparables, comme disposition, à la nervure d'une feuille. Ces sillons, profonds de 1 à 10 millimètres, circonscrivent des mamelons surélevés. C'est la *langue parquetée.*

La langue est grise, des ulcérations prennent naissance, provoquées par des chicots ou des causes irritantes.

Gommes de la langue. — *Gommes superficielles.* — Infiltration, ramollissement, fluctuation ; la gomme s'ouvre spontanément et constitue l'ulcération gommeuse.

Il y en a généralement plusieurs. L'ulcère est creux, arrondi, à bords nets, à pic, le fond est bourbillonneux. Des gommes voisines peuvent se réunir par destruction de la muqueuse intermédiaire.

Gommes profondes.— Prennent naissance plus profondément dans le tissu de l'organe. Le processus est le même et, après l'ouverture spontanée, on constate la même ulcération que dans la gomme superficielle, mais elle est plus profonde, et il y a généralement un moins grand nombre d'ulcérations différentes pouvant se réunir.

PRONOSTIC.—*Gommes.*—Bénin. Le traitement ioduré les fait disparaître rapidement.

Scléroses — Grave. Lorsque le tissu fibreux s'est

organisé, la sclérose est stationnaire ou progressive, incurable.

DIAGNOSTIC. — *Gomme.* — Dans le cas de gomme unique ulcérée, le diagnostic est important à faire avec l'épithélioma.

Penser aux bords à pic, sans l'engorgement ganglionnaire de la gomme, aux hémorragies, aux douleurs très vives, à la fétidité de l'épithélioma.

Sclérose. — La glossite scléreuse superficielle peut être confondue avec la leucoplasie buccale. Dans ce dernier cas, il y a des plaques aux joues, aux lèvres, et les plaques sont d'un blanc plus brillant.

Voûte du palais. — Les gommes siègent au voisinage de la ligne médiane. Elles prennent naissance du côté de la bouche ou des fosses nasales et sont les causes les plus fréquentes des perforations palatines.

DIAGNOSTIC. — La gomme ramollie, fluctuante, peut être confondue avec un abcès palatin d'origine dentaire, mais seulement au cas exceptionnel où elle serait très éloignée de la ligne médiane de la voûte palatine. L'évolution de l'abcès est rapide, douloureuse.

Gorge. — La gorge est un des principaux foyers de la syphilis tertiaire.

Les manifestations les plus fréquentes sont les gommes de la paroi postérieure du pharynx buccal, ou de l'amygdale.

Associées avec des gommes du voile du palais, elles produisent des pertes de substance, d'où résulte un rétrécissement de l'orifice qui fait communiquer pharynx nasal et le pharynx buccal (troubles de la phonation, de la respiration nasale).

TRAITEMENT DES MANIFESTATIONS TERTIAIRES DE LA SYPHILIS BUCCALE. — L'iodure de potassium (5, 6, 8 grammes), associé aux préparations mercurielles, modifie rapidement les gommes.

Au point de vue chirurgical, les pertes de substance des lèvres peuvent nécessiter la *cheiloplastie*. (Voy. ce mot.)

Les perforations de la voûte palatine ou du voile peuvent aussi être tributaires de la chirurgie réparatrice. Mais lorsque les pertes de substance sont un peu étendues, alors seule, la prothèse du dentiste peut être efficace, et les obturateurs palatins arrivent pour ainsi dire à supprimer l'infirmité.

SYPHILIS HÉRÉDITAIRE. — Manifestations buccales. — *Précoces.* — Petites ulcérations fissuraires des lèvres. Plaques muqueuses de la bouche.

On a signalé l'absence de dents comme signe de syphilis héréditaire.

Tardives. — Apparaissent généralement vers 10 ou 12 ans. Leur siège de prédilection est le voile du palais et l'isthme du gosier. Gommes.

Même marche que dans la 3e période de la syphilis.

Mêmes conséquences désastreuses : perforation du voile, pertes de substance.

DIAGNOSTIC. — Il est facilité par la constatation des signes ordinaires de la syphilis héréditaire.

Os. — Déformations crâniennes, front olympien, crâne natiforme, nez en lorgnette, tibia en lame de sabre.

Corps. —Petit, malingre. Infantilisme, atrophie des testicules.

Peau. — Cicatrices indélébiles, policycliques ou criblées (grains de plombs), siégeant surtout aux lèvres et à l'aile du nez.

Triade d'Hutchinson, qui comprend des lésions :
De l'*œil* ;
De l'*oreille* : otorrhée, surdité ;
Des *dents* : retards d'éruption, fragilité des dents, érosions diverses et surtout échancrure qui constitue la *dent d'Hutchinson*. Echancrures semi-lunaires des

incisives centrales supérieures permanentes. Dent en tournevis.

SYPHILIDE. — Eruption syphilitique des muqeuses ou de la peau.

T

TABAC (Intoxication par le). — Le tabac doit sa toxicité à un alcaloïde, la *nicotine*, qui agit sur les centres nerveux, le cerveau, les nerfs du cœur.

Cœur. — Battements douloureux, précipités.

Estomac. — Vomissements.

L'angine de poitrine tabagique ou cardio-aortique est caractérisée par une douleur angoissante dans la région du cœur, irradiée dans le bras gauche (nerf cubital). La douleur, survenant généralement après le repas, ne dure que quelques secondes, mais l'individu croit qu'il va mourir.

L'intoxication tabagique se traduit également par des bourdonnements d'oreilles, de la pesanteur de tête, de la perte de la mémoire.

La complication la plus redoutable de l'usage exagéré du tabac consiste dans les *plaques blanches* de la muqueuse buccale qui constituent la *leucoplasie buccale* (voy. ce mot), laquelle peut se transformer en épithélioma. (Voy. ce mot.)

Gingivite des fumeurs. — Elle est caractérisée par une inflammation, un épaississement des gencives. Le tabac agit comme irritant. De plus, chez les individus qui fument beaucoup, on observe un dépôt, un liseré tabagique.

Traitement. — Ne pas abuser du tabac, hygiène buccale. Nettoyage. (Voy. *Stomatite aiguë simple*.)

TARTRE. — Enduit pierreux ou visqueux déposé entre les dents ou à leur surface.

Composition. — Il se compose essentiellement de phosphates et de carbonates de chaux, qui, mêlés à des matières coagulables, se sont précipités, emprisonnant une infinité de microbes (voy. *Microbes de la bouche*), de leucocytes, de particules graisseuses, de cellules pavimenteuses provenant de la mue épithéliale.

Etiologie. — Les microbes de la bouche, qui, plus ou moins nombreux, provoquent plus ou moins l'action chimique précipitant les phosphates. De même, la salive, contenant plus ou moins de phosphates, est aussi un facteur étiologique.

Effets du tartre. — Il se dépose au collet des dents, décolle la gencive, l'enflamme et l'infecte. (Voy. *Stomatite aiguë simple*.)

Il pénètre aussi entre la dent et l'alvéole, et, par un processus mécanique joint au processus infectieux, amène plus ou moins lentement l'ébranlement et la chute de la dent.

TIC DOULOUREUX DE LA FACE. — Névralgie épileptiforme du trijumeau, caractérisée par la soudaineté de son apparition, sa forme convulsive, les contractions rapides et involontaires des muscles du visage.

Le nombre et la durée des accès varient à l'infini.

Si certains traitements soulagent le malade, aucun ne parvient à le guérir. Le suicide est fréquent. (Voy. *Névralgie du trijumeau*.)

TRIJUMEAU. (Voy. *Névralgie du trijumeau*.)

TRIOXYMÉTHYLÈNE. (Voy. *Formol*.)

TRISMUS. — Constriction des mâchoires.

Etiologie. — 1º Très rarement, *ankylose* de l'articulation temporo-maxillaire ;

2º Contracture du masséter, due aux *accidents de la dent de sagesse*. Contracture du temporal ou du ptérygoïdien interne ;

3º Ulcérations de la stomatite, des abcès, brûlures. C'est une constriction d'*origine cicatricielle*.

La constriction des mâchoires est complète ou incomplète. Elle disparaît avec la cause qui l'a fait naître.

Traitement. — Si elle est due à la présence d'un abcès dentaire ou à une dent de sagesse, l'extraction fera cesser les accidents; mais encore faut-il que le patient puisse ouvrir la bouche.

Au cas où ce serait impossible, l'antisepsie de la bouche (bains chloralés) amendera les accidents et permettra l'extraction. Il va sans dire que l'emploi de l'ouvre-bouche est tout indiqué.

Dans certains cas graves, on est obligé d'intervenir sous le chloroforme.

Lorsqu'il y a constriction permanente due à une ankylose, on est amené à faire la résection du col du condyle, quelquefois même à sectionner le maxillaire inférieur en avant de l'obstacle, de façon à créer une fausse articulation. (Voy. *Maxillaire inférieur.*)

TROPA-COCAÏNE, ou benzoïlpseudotropéine.— Découverte en 1891 par Giesel, dans la feuille de la coca de Java.

Usages. — Pour l'anesthésie.

Avantages. — Les avantages du chlorhydrate de tropa-cocaïne sur la cocaïne sont la durée plus longue de son action, sa toxicité moins grande à dose égale, la conservation des solutions.

Non seulement la solution ne s'altère pas en vieillissant, mais elle est plus active au bout de 5 ou 6 jours.

℞ Chlorhydrate de tropa-cocaïne.. o, 2 décig.
  Chlorure de sodium.............. o,o3 centigr.
  Eau distillée................... 5 gr.
    X gouttes pour injections.

Méthode de Schleich.— Préconisée par le Dr Mahé. (Voy. *Cocaïne.*) Voici sa formule:

℞ Chlorhydrate de tropa-cocaïne de syn-
thèse............................... o gr. 1 décig.
Chlorure de sodium pur............ o — 2 —
Eau distillée....................... 5o ctmc.

TROPHONÉVROSE FACIALE. — Affection portant sur une moitié de la face et caractérisée par une atrophie des muscles de la peau,et même des os.

TUBERCULOSE BUCCALE. — Les manifestations buccales de la tuberculose sont les ulcérations, le lupus, les abcès froids.

Etiologie. — *Cause déterminante.* — Le bacille de Koch, crachats, aliments, contact, baiser.

Causes occasionnelles. — Lésions de la muqueuse, traumatisme, chicots, morsures, alcool, tabac.

Ulcérations tuberculeuses. — Siège. — Langue, lèvres, commissures labiales, gencives, joues, voile du palais, pharynx.

Symptômes. — Rougeur, apparition de petits abcès miliaires jaunâtres qui s'ouvrent.Ces petites ulcérations n'en forment bientôt plus qu'une seule, qui s'agrandit par le même processus, de proche en proche.

Les *bords* sont taillés à pic,entourés de granulations aunes qui sont les abcès miliaires, destinés à se convertir en ulcérations.

Le *fond* de l'ulcère est raviné, rosé, contenant des petits mamelons couverts de points jaunes. Il n'y a généralement qu'une seule ulcération.

Douleurs. Gêne de la parole (langue), de l'alimentaion, sialorrhée.

L'ulcération gagne de proche en proche; lorsque les gencives sont atteintes, on a observé la chute des ents.

Hémorragie rare. L'engorgement ganglionnaire est fréquent.

L'ulcération en elle-même n'est pas grave, et,bien raitée, guérit facilement, mais elle indique généralement un état grave.De plus,la grande gêne qu'éprouve le malade pour s'alimenter crée un obstacle sérieux à la lutte contre la maladie.

PRONOSTIC. — Dépend uniquement de l'état général du malade.

DIAGNOSTIC. — Il est ordinairement facile (points jaunes, état général, antécédents).

On peut confondre l'ulcération tuberculeuse avec le cancer (hémorragies, âge), l'ulcération syphilitique (ganglion témoin), l'ulcération dentaire (chicot).

TRAITEMENT. — Curettage, suivi de badigeonnages à l'acide lactique, au chlorure de zinc.

Les badigeonnages de cocaïne permettront au malade de s'alimenter.

Traitement général de la tuberculose.

Badigeonner les ulcérations avec :

℞ Acide lactique...................... } àà 20 gr.
  Eau distillée....................... }

℞ Sulforicinate de soude................. 30 gr
  Acide phénique pur................... 20 —
      F. S. A.

Poudre pour insufflations :

℞ Chlorhydrate de cocaïne........., ... } àà 2 gr.
  Sucre de lait pulvérisé............... }

                          (E. GOURIN.)

Contre les douleurs, toucher les parties ulcérées avec

℞ Chlorhydrate de cocaïne............... 1 gr.
  Eau.................................. 20 —

℞ Acide phénique pur.................... } àà 20 gr.
  Glycérine............................ }

Lupus. (Voy. ce mot.) — Rare dans la bouche ; fréquent sur les parois du pharynx, les piliers, le voile du palais et la luette. Pertes de substances. Perforation du voile et de la luette.

Il coïncide souvent avec un lupus de la face.

DIAGNOSTIC. — Le lupus peut être confondu avec les

manifestations de la syphilis, et surtout de la syphilis héréditaire tardive.

Traitement. — Cautérisations. Scarifications. Applications topiques. Curettage.

Abcès froids.— Localisés à la langue.

Etiologie. — Rares ; ils ont été observés surtout chez les hommes de 3i à 5o ans. Ce sont des manifestations linguales de la tuberculose, dues quelquefois à des causes déterminantes (chicots, pinces à langue).

Siège unilatéral, sur le dos de la langue, sous la muqueuse.

Marche lente, insidieuse.

Diagnostic. — Délicat. La palpation dénote, dans l'intérieur de l'organe, une tumeur dure, un peu fluctuante,qui finit par s'ouvrir à l'extérieur et former une ulcération. On peut confondre l'abcès froid avec les tumeurs (fibromes, sarcomes, kyste et gomme syphilitique).Traitement d'épreuve.

Les antécédents, la constatation de la tuberculose pulmonaire aident à faire le diagnostic.

Pronostic. — Relativement bénin.

Traitement. — Inciser l'abcès, enlever les parois, suturer.

TUMEUR.— Collection anormale d'une matière augmentant le volume d'une partie.

La tumeur d'un organe est indiquée par la terminaison *ome*. Ex. *fibrome, ostéome, angiome*.

Tumeur blanche. — Arthrite tuberculeuse.

Tumeur maligne. — Cancer.

TUMEURS ADÉNOÏDES. — Petites excroissances molles, pédiculées, dues à l'hypertrophie du tissu adénoïde naso-pharyngien.

Symptômes. — *Période de début*. — Gêne respiratoire ; l'enfant dort la bouche ouverte, ronfle.

Période d'état. — Surdité. Inspiration nasale supprimée. Troubles de la phonation. Bouche constamment ouverte. Salivation. Air idiot. Le voile du palais est projeté en avant et immobile.

Période des déformations. — Arrêt de développement de tout le massif facial supérieur. Exophtalmie. Prognathisme du maxillaire inférieur.

La respiration étant insuffisante, le poumon ne se développe pas, le thorax reste petit, déformé.

Signe clinique. — Le toucher pharyngien donne la sensation d'un amas de vers de terre pelotonnés.

Traitement. — Ablation par la voie buccale.

U

ULCÉRATION. — Travail morbide aboutissant à la formation d'un ulcère. (Voy. *Langue, Gencives,* etc.)

ULCÉRATIONS D'ORIGINE DENTAIRE. — Ulcérations produites par le contact prolongé de dents déviées ou malades, par un chicot.

Ces ulcérations siègent. par ordre de fréquence, à la langue, aux joues et aux lèvres.

Ulcérations de la langué. — Ulcération du frein pendant la coqueluche. (Voy. ce mot).

Ulcération produite par la dent de sagesse déviée en dedans.

Le plus souvent la lésion est produite par un chicot pointu, que la langue accroche pendant qu'elle est en mouvement.

Ulcérations des joues. — Ulcérations causées par des chicots ou par la dent de sagesse.

Ulcérations des lèvres. — Elles sont atteintes par des dents du maxillaire opposé. Lésion rare.

D'une façon générale, il est à remarquer que, dans bien des cas, les causes dentaires pouvant donner lieu aux ulcérations, existent sans qu'il y ait ulcération. Celle-ci survient brusquement, sans cause appréciable.

Il s'agit, en ce cas, d'une diminution de la résistance générale, ou plus souvent locale (septicité de la bouche).

Symptômes. — Au début, on observe une ulcération à bords irréguliers reposant sur une zone tuméfiée, rouge. La salivation est abondante, fétide.

Plus tard, l'ulcération est plus limitée.

Tant que la cause subsiste, il n'y a aucune tendance à la guérison. Par suite de l'œdème des tissus, certaines dents se creusent de véritables niches. Le malade a une sensation constante de chaleur. La douleur est accrue par les mouvements de la mastication, par les aliments et les liquides. L'adénopathie est ordinaire, les ganglions peuvent suppurer.

Les choses peuvent rester ainsi pendant de longs mois, à cause de l'incurie du malade. L'ulcération peut alors servir de porte d'entrée à la tuberculose, ou de cause occasionnelle à l'épithélioma.

Diagnostic. — Le diagnostic différentiel le plus difficile est celui du chancre. On peut, au début, confondre avec la gomme, le cancer ou l'ulcération tuberculeuse. Quoi qu'il en soit, il y a un fait constant : la présence de la dent ou du chicot, cause du mal. Il suffit de meuler ou d'extraire la dent, pour voir rapidement les phénomènes diminuer. C'est, dans tous les cas, un moyen sûr et simple d'être fixé sur la véritable nature de l'ulcération.

Traitement. — Meuler la crête tranchante de la dent que l'on enlève, si elle est trop malade. Extraire les chicots. Toucher l'ulcération à la teinture d'iode. Lavages antiseptiques de la bouche.

ULCÈRE. — Plaie entretenue en suppuration par inflammation chronique.

Perte de substance, n'ayant aucune tendance vers la réparation.

URANOPLASTIE. — Opération qui a pour but de

restaurer la voûte palatine. (Voy. *Voûte palatine* et
Voile du palais, Uranostaphylorraphie.)

Technique opératoire. — Le malade étant anesthé-
sié, il est placé sur le dos, la tête renversée et pendante
à l'extrémité du lit ; on introduit un ouvre-bouche.

Avec un bistouri, on fait jusqu'à l'os une incision, qui,
commençant derrière la dernière molaire, la contourne,
suit de très près les alvéoles et se termine un peu en
avant de l'angle antérieur de la division. L'incision doit
longer les alvéoles, afin d'éviter l'artère palatine postérieure.

Ensuite, au moyen de rugines droites et coudées, on
détache le lambeau compris entre l'incision et la perte
de substance. Le périoste se trouve ainsi soulevé de
même que la muqueuse palatine, sur la moitié de la
voûte. Le lambeau est flottant.

On répète la même opération pour le côté opposé.

Deux lambeaux flottants se trouvent donc consti-
tués. Il ne reste plus qu'à les réunir par la partie médiane préalablement avivée. La suture se fait au
moyen de fils d'argent suffisamment espacés pour qu'il
n'y ait pas de déchirures.

Il faut que les nœuds ne soient pas trop serrés, car
cela pourrait provoquer la gangrène.

URANOSTAPHYLORRAPHIE. — Opération consistant dans la restauration de la voûte du palais (URANO-
PLASTIE) et du voile (STAPHYLORRAPHIE). (Voy. ces mots.)

Les résultats de l'uranostaphylorraphie sont généralement satisfaisants au point de vue de la déglutition,
mais il n'en est malheureusement pas de même au point
de vue de la phonation. Il s'agit véritablement d'une
nouvelle éducation phonétique.

Pour un enfant, le procédé de choix est le PROCÉDÉ
DE BROPHY. (Voy. *Voûte palatine* et *Voile du palais.*)

URINES. — L'analyse des urines peut fournir, en art

dentaire, des indications précieuses au point de vue de l'étiologie et du traitement de certaines affections, la pyorrhée alvéolaire entre autres.

Lorsqu'on soupçonne qu'une affection dentaire est liée à l'existence du diabète ou de l'albuminurie, le premier soin doit être de pratiquer l'analyse des urines.

Le chirurgien-dentiste rend ainsi au malade un service d'autant plus considérable que, très souvent, l'état pathologique a été méconnu jusqu'alors.

Nous croyons utile de résumer la technique opératoire de l'analyse des urines.

Albumine. — Verser l'urine dans un tube à essai. Sur les parois, faire couler quelques gouttes d'acide azotique.

α) *A froid*. — Apparition d'un nuage ou précipité.

β) *A chaud*. — Chauffer la partie supérieure de l'urine, le moindre trouble à la partie supérieure dénote l'albumine.

Sucre ou glycose. — Verser dans un tube à essai quelques centimètres cubes de liqueur bleue de Fehling ; après l'avoir chauffée, pour s'assurer qu'elle est de bonne qualité, y verser moitié d'urine.

S'il y a du sucre, précipité rouge.

Sang. — Mélanger quelques centimètres cubes d'urine avec de la lessive de soude et chauffer.

S'il y a du sang, coloration vert bouteille.

Pus. — Mélanger l'urine suspecte avec de l'ammoniaque, le liquide se prend en masse sirupeuse.

Pigments biliaires. — Action de l'acide azotique sur l'urine. Apparition, au niveau de la séparation, d'une série d'anneaux colorés.

V

VARICE. — Dilatation d'une veine, qui devient plus longue, se replie. Paralysie des éléments contractiles.

On a observé des *varices de la base de la langue*, se présentant sous forme de petites élevures qui se rompent de temps en temps et laissent échapper du sang.

Ce phénomène, envisagé en lui-même, n'a aucune gravité, mais l'effet moral produit par ces hémorragies répétées peut être considérable sur le sujet qui, en ignorant la cause, se croit généralement tuberculeux.

VÉGÉTATIONS ADÉNOÏDES. (Voy. *Tumeurs adénoïdes*.)

VERS (des dents). — Cette croyance est peut-être due à quelques cas d'infection parasitaire due à la *douve des mâchoires*. (Voy. ce mot.)

VOUTE PALATINE et **VOILE DU PALAIS.**

Ostéo-périostite. — ETIOLOGIE. — Traumatisme, périodontite alvéolo-dentaire. Tuberculose. Syphilis.

Abcès. — ETIOLOGIE. — Même étiologie. Les angines phlegmoneuses les provoquent également.

TRAITEMENT. — Les inciser.

Gommes. Ulcérations. — ETIOLOGIE. — Dues à la tuberculose, à la syphilis. (Voy. ces mots.)

Tumeurs. — *Anévrysmes* de l'artère palatine postérieure. Rares.

Les angiomes, les adénomes, les kystes, les fibromes, les myxomes, les enchondromes, les lipomes sont très rares.

Tumeurs mixtes. — Ces tumeurs sont caractéristiques en ce sens qu'elles ne siègent que sur la partie molle du palais et non sur la partie osseuse. Elles prennent naissance seulement à la face buccale du voile, jamais du côté des fosses nasales. Sexe féminin.

La tumeur est encapsulée, unique, latérale ; elle est recouverte par la muqueuse. Dureté ligneuse.

Origine glandulaire (Berger). Adénomes palatins formés de tissu épithélial, entouré de tissu conjonctif.

SYMPTÔMES. — Marche lente, indolente au début, puis rapide. Gêne de la phonation. Déformation légère où nulle. La muqueuse glisse sur la tumeur, qui, en grossissant, devient fixe.

PRONOSTIC.— Assez sérieux, à cause du tissu épithélial, qui entre dans la formation de ces tumeurs.

DIAGNOSTIC.— Facile. On pourrait croire à la syphilis; mais la tumeur est mobile, elle siège à la face antérieure du voile et il n'y a pas d'ulcération.

TRAITEMENT. — Ablation.

Tumeurs malignes.— Epithélioma. — Rare sur le voile du palais, plus rare sur la voûte.

Propagation d'une tumeur de voisinage. Primitif.

Début : généralement au bord libre du voile, autour de la luette ou sur la luette.

DIAGNOSTIC. — Différentiel avec l'adénome.

Masse bourgeonnante, adhérente avec les parties voisines. Gêne considérable de l'alimentation. Marche rapide. Douleurs très violentes. Envahissement des ganglions. Amaigrissement. Mort.

TRAITEMENT. — Ablation large et précoce.

Sarcome. — Plus fréquent sur la voûte osseuse. C'est un adéno-sarcome ayant pour point de départ les glandes de la région. Tumeur rare.

Il doit être considéré comme un épithélioma, pour ce qui concerne le pronostic et le traitement.

Tuberculose.— Syphilis. (Voy. ces mots.)

Corps étrangers de la voûte palatine. — ETIOLOGIE. — Balles, éclats d'obus, fragments d'os, arêtes de poissons.

On a signalé des calculs qui se développent dans l'épaisseur du palais.

Enfin, il faut citer le cas où l'éruption d'une dent se fait anormalement sur la voûte palatine et celui où on constate une tumeur ayant pour point de départ l'inflammation kystique du follicule d'une dent incluse.

Traumatismes. — ETIOLOGIE. — Brûlures. Plaies (un enfant tombe en tenant un corps étranger dans la bouche).

Coups de feu. Il y a sur la voûte palatine un trou qu'on dirait fait à l'emporte-pièce. Traces de brûlure.

TRAITEMENT.—Lorsque ces plaies siègent sur le bord libre du voile, il faut les suturer immédiatement.

Vices de conformation. — Adhérence anormale du voile du palais au pharynx. Absence de la luette, du voile du palais.

Fissures de la voûte palatine et du voile. (Voy. *Bec-de-lièvre.* — *Gueule-de-loup.* — *Coloboma.*)

Elles forment généralement un triangle allongé à sommet aigu dirigé vers les incisives ; les bords sont terminés par deux moitiés de luette.

La fissure palatine ne dépasse généralement pas en avant le trou palatin antérieur.

La fissure peut être médiane ou latérale. Elle peut être séparée en deux par la cloison des fosses nasales; mais elle est toujours unique, car, normalement, les deux maxillaires supérieurs se réunissent par une seule suture.

Traitement des malformations palatines.

Uranoplastie. (Voy. ce mot.)

Staphylorraphie. (Voy. ce mot.)

Procédé de Brophy. — TECHNIQUE OPÉRATOIRE. — Contrairement aux procédés classiques, qui consistent à combler la perte de substance par un pont de muqueuse, en respectant les maxillaires, le procédé de Brophy constitue une véritable réparation osseuse. Ce que la nature n'a pas voulu, ou n'a pas eu le temps de faire, l'intervention chirurgicale le fait. Essentiellement, elle consiste, en effet, à comprendre dans une même suture de fil d'argent le palais osseux, la muqueuse et une plaque de plomb destinée à donner plus de solidité à la ligature et à empêcher les déchirures.

Deux plaques de plomb sont ainsi ligaturées, une de chaque côté de la fissure. Ceci fait, Brophy, au moyen de fils d'argent, force les deux plaques de plomb à se rapprocher. En un mot, il rapproche les deux maxillaires.

(Ce dernier temps ne peut se faire que chez les enfants, à cause de la calcification incomplète des os.)

Puis après le rapprochement des maxillaires, il rapproche et suture la muqueuse intermédiaire préalablement avivée.

Chez l'adulte, Brophy fait l'opération classique du pont muqueux, mais, là encore, une plaque de plomb de forme appropriée empêche les déchirures, sert d'attelle et hâte considérablement la cicatrisation définitive.

Avantages. — Nous avons parlé de l'opération chez les enfants. C'est que, en effet, et contrairement aux règles établies jusqu'à ce jour, consistant à opérer de 6 à 7 ans, Brophy intervient chez de tout jeunes enfants. Sur 570 opérations pratiquées par lui, il y a 211 enfants au-dessous de 5 mois et — chose remarquable — sur ces 211 interventions, il n'y a pas une seule mort.

Or, la statistique de J. Wolff donne 9 morts sur 160 opérés.

De plus, et contrairement à la théorie classique, Brophy, pour ménager le jour, opère d'abord la fissure palatine, puis la lèvre.

Comme le disait M. le Professeur Sébileau, au Congrès de 1900, les théories classiques se trouvent donc complètement battues en brèche, puisque Brophy avance et prouve victorieusement, non seulement que l'intervention réussit mieux chez un tout jeune enfant, mais en même temps que la restauration ultérieure est d'autant plus parfaite que le sujet est plus jeune.

En effet, tout d'abord, chez un jeune enfant, le choc opératoire n'existe pas, et surtout l'hémorragie consécutive aux longues incisions palatines, la section de l'artère palatine postérieure se trouvent supprimées.

Les tissus mous, les muscles, au lieu de s'atrophier, se développent normalement. Chose plus remarquable, le tissu osseux des maxillaires, non seulement se soude, mais se développe aussi d'une façon plus ou moins parallèle au maxillaire inférieur, de sorte que l'articulation des dents se fait d'une façon suffisante, et que la prothèse peut la rendre normale. Or, jusqu'à présent, on avait constaté des arrêts de développement de la face

Voici donc un enfant avec une véritable voûte palatine osseuse dont les muscles ne sont pas atrophiés. Le résultat immédiat de cette restauration est la suppression radicale du grand défaut des opérations classiques : les troubles de la phonation.

En effet, les sujets opérés étaient obligés, jusqu'ici, de recommencer leur éducation phonétique ; ils ne pouvaient plus articuler.

Or, Brophy opère les enfants avant qu'ils ne sachent parler !

Ce procédé remarquable constitue donc une véritable révolution dans les restaurations des fissures de la voûte palatine et l'on peut placer dignement le nom de Brophy à côté de celui de Lemonnier, le créateur de la staphylorraphie.

Prothèse. — Lorsque la malformation, pour une raison quelconque, est en dehors des ressources de la chirurgie, la prothèse intervient alors et produit de véritables merveilles au point de vue de la restauration, de véritables résurrections au point de vue social, car les malheureux mutilés, ne pouvant plus se nourrir d'une façon convenable, ne pouvant pas se faire comprendre, n'osant pas même essayer, vivent réellement en dehors du monde.

La guérison de ces malheureux constitue pour le chirurgien-dentiste un rôle social réellement beau et enviable.

Au point de vue de la mastication, un obturateur empêche le passage des aliments et des liquides dans les fosses nasales.

Au point de vue de la phonation, on peut dire qu'on est arrivé maintenant à la perfection.

En effet, M. Delair est arrivé à construire un voile artificiel, léger et mou, dont l'articulation est simplement constituée par une petite rondelle de caoutchouc élastique, ce qui permet les vibrations les plus délicates.

Ses bords sont légèrement relevés et sa partie postérieure est compressible, de façon à permettre le contact intime avec la muqueuse du pharynx pendant déglutition et la phonation.

M. Delair ne place son voile définitif que lorsque, par trois diminutifs de l'appareil final, il a habitué progressivement les muscles du pharynx à ce contact étranger.

De même — et ce point est important en vue d'un résultat parfait — il faut que le sujet s'entraîne à parler, à lire surtout avec son voile artificiel.

Dans ce but, M. Delair a poussé la conscience jusqu'à établir une méthode de phonétique et d'orthologie. Bientôt on assiste à une véritable métamorphose phonétique, la prononciation devient correcte, absolument normale.

Z

ZINC. — **Chlorure de zinc**. $ZnCl_2$. — Caustique. Soluble dans l'eau et l'alcool.

Employé en injections dans les abcès ouverts, en solution de 2 à 5 p. 1000.

En art dentaire, désinfection des canaux radiculaires en solution de 5 à 10 p. 100.

Conseillé contre la pyorrhée alvéolaire.

Oxyde de zinc. ZnO. — Poudre blanche, légère, insoluble dans l'eau.

En art dentaire, on l'emploie, combiné à la gutta, au voisinage de la pulpe; en pâte avec l'iodoforme, pour les pansements à demeure du 4e degré.

ZONA. — Affection de la peau, probablement infectieuse, caractérisée par des vésicules entourées d'une zone érythémateuse.

Ces vésicules sont disposées suivant le trajet d'un nerf, et s'accompagnent de douleurs névralgiques.

Le zona est unilatéral.

Il affecte généralement le tronc (zona intercostal).

Il existe un zona du *trijumeau*, un zona des *muqueuses* (joues, langue, pharynx).

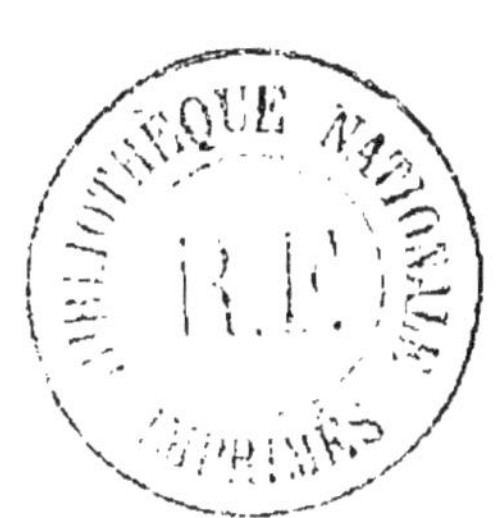

TABLE ALPHABÉTIQUE

—

COURS DES ÉCOLES DENTAIRES DE PARIS

Collection d'ouvrages pour la préparation des Examens de Chirurgien-Dentiste

CERTIFICAT D'ÉTUDES. — Physique. — Chimie. — Histoire Naturelle

IMBERT et BERTIN-SANS. — Traité élémentaire de physique. 2 vol. in-8...................... 16 fr.

LEFERT. — Aide-Mémoire de phyique médicale. 1 vol. in 18, cart.. 3 fr.

ENGEL. — Traité élémentaire de chimie. 1 vol. in-18.......... 8 fr.

LEFERT. — Aide Mémoire de chimie médicale. 1 vol. in-18, cart. 12 fr.

CAUVET. — Histoire naturlle médicale. 2 vol. in-18.......... 12 fr.

LEFERT. — Aide-Mémoire d'histoire naturelle médicale. 1 vol. in-18, cart...................... 3 fr.

1er EXAMEN. — Éléments d'anatomie et de physiologie
Anatomie et physiologie spéciales de la bouche

MARIÉ. — Notions générales d'anatomie, d'histologie et de physiologie. 1 vol. in-18, cart......... 3 fr.

BEAUNIS et BOUCHARD. — Anatomie descriptive. 5e édition. 1 vol. in-8 de 1072 p., avec 557 fig., cart.. 25 fr.

BOUTIGNY. — Tableaux synoptiques d'anatomie. 2 vol. in-8..... 10 fr.

LEFERT. — Aide-Mémoire d'anatomie. 1 vol. in-18, cart.......... 3 fr.

— Aide-Mémoire d'anatomie topographique. 1 vol. in-18, cart. 3 fr.

SAUVEZ. — Anatomie de la bouche et des dents. 1 vol. in-18, cart. 3 fr.

ROUSSEAU. — Anatomie comparée du système dentaire. 1 v. in-8. 10 fr.

DUVAL (Mathias). — Cours de physiologie. 7e édition. 1 vol. in-8 de 752 pages, avec 220 fig..... 9 fr.

— Technique microscopique et histologique. 1 vol. in-16...... 3 fr. 50

LEFERT. — Aide-mémoire de physiologie. 1 vol. in-18, cart....... 3 fr.

— Aide-mémoire d'histologie. 1 vol. in-18, cart................. 3 fr.

— Aide mémoire d'anatomie et d'histologie pathologiques. 1 vol. in-18, cart...................... 3 fr.

2e EXAMEN. — Éléments de pathologie et de thérapeutique
Pathologie spéciale de la bouche

MARIE. — Notions générales de pathologie. 1 vol. in-18, cart... 3 fr.

LAVERAN et TEISSIER. — Pathologie médicale. 4e édit. 2 vol. in-8.. 22 fr.

LEFERT. — Aide-mémoire de pathologie générale. 1 v. in-18, cart. 3 fr.

— Aide-mémoire de bactériologie. 1 vol. in-18................. 3 fr.

— Aide-mémoire de pathologie interne. 3 vol. in-18, cart..... 9 fr.

MANQUAT. — Traité élémentaire de thérapeutique. 5e édition, 2 vol. in-8.................... 24 fr.

LEFERT. — Aide-mémoire de pharmacologie et matière médicale. 1 vol. in-18.................... 3 fr.

LEFERT. — Aide-mémoire de thérapeutique. 1 vol. in-18, cart...... 3 fr.

FREY. — Pathologie des dents et de la bouche. 1 vol. in-18, cart.. 3 fr.

LEFERT. — La pratique des maladies de la bouche et des dents dans les hôpitaux de Paris. 1 vol. in-18, cart...................... 3 fr.

THOMSON. — Formulaire dentaire. 1 vol. in-18, cart.......... 3 fr.

ROY. — Thérapeutique dentaire. 1 vol. in-18, cart.......... 3 fr.

LITTRÉ. — Dictionnaire de médecine, de chirurgie et de pharmacie. 20e édition. 1 vol. gr. in-8, de 1900 pages, avec 600 fig., cart.......... 20 fr.

3e EXAMEN. — Clinique dentaire. — Opérations. — Prothèse

GODON. — Clinique dentaire et dentsterie opératoire. 1 vol. in-18, cart. 3 fr.

MARTINIER. — Prothèse dentaire. 1 vol. in-18, cart............ 3 fr.

MAGITOT. — Tumeurs du périoste dentaire. In-18.............. 3 fr.

DUNOGIER. — Orthodontie. In-8. 2 fr.50

BRASSEUR. — Chirurgie des dents. Gr. in-8..................... 5 fr.

HEATH et DARIN. — Lésions et maladies des mâchoires. 1 v. in-8. 10 fr.

GROSS, ROHMER et VAUTRIN. — Pathologie et clinique chirurgicales. Tome Ier (Tête). 1 vol. in-8.. 12 fr.

LEFERT. — Aide-mémoire de pathologie externe. 1 vol. in-18, cart. 3 fr.

— Aide-mémoire de chirurgie des régions (Bouche.) 1 vol. in-18, cart. 3 fr.

— Aide-mémoire de clinique chirurgicale. 1 vol. in-18, cart.... 3 fr.

— Aide-mémoire de médecine opératoire. 1 vol. in-18, cart..... 3 fr.

HAMONAIDE (G.). — Programmes et Questionnaires des examens de chirurgien-dentiste. 1 vol. in-18.................................... 1 fr.

CLINIQUE INTERNE. — DIAGNOSTIO

Traité de Médecine et de Thérapeutique, par P. BROUARDEL, professeur à la Faculté de médecine de Paris, membre de l'Institut, et A. GILBERT, professeur à la Faculté, médecin des hôpitaux. 10 volumes in-8 de 900 p., illust. de fig. Chaque volume .... 12 fr.
En vente : TOMES I ET II. *Maladies microbiennes.* — TOME III. *Intoxica-tions. Affections parasitaires et constitutionnelles. Maladies de la peau.* — TOME IV. *Tube digestif et péritoine. Organes génitaux de la femme.* — TOME V. *Foie, rate, pancréas, reins, organes génitaux.* — TOME VI. *Appareil circulatoire.* — TOME VII. *Appareil respiratoire.* — TOME VIII. *Appareil respiratoire (fin). — Système nerveux.* — TOMES IX et X. *Système nerveux.* OUVRAGE COMPLET.

Clinique médicale de l'Hôtel-Dieu de Paris, par les professeurs TROUS-SEAU et PETER, 10e *édition.* 1902, 3 vol. in-8, ensemble 2616 p... 32 **fr.**

Consultations médicales, par le Dr HUCHARD, médecin de l'hôpital Necker, membre de l'Académie de médecine, 3e *édit.* 1903. 1 vol. in-8, 400 p. 10 **fr.**

Guide du Médecin Praticien, par GUIBAL. 1902. 1 vol. in-18, 900 p. 7 fr. 50

Traité de Diagnostic, par le Dr MAYET. professeur à la Faculté de méde-cine de Lyon. 1899, 2 vol. gr. in-8 de 900 pages, avec fig........ 24 fr.

Tableaux synoptiques de Diagnostic, par le Dr COUTANCE. 1899, 1 vol. gr. in-8 de 200 pages, cartonné .... 5 fr.

Tableaux synoptiques d'Exploration médicale des Organes, par le Dr CHAMPEAUX. 1902, 1 vol. in-8, cart............... .... 5 f r.

Atlas-Manuel de Diagnostic clinique, par C. JAKOB, A. LÉTIENNE et Ed. CART. 1 vol. in-16 de 378 pages, avec 68 pl. coloriées, relié.. 15 fr.

Séméiologie pratique des Poumons, par le Dr BARBIER, médecin des hôpitaux. 1902, 1 vol. in-18, avec fig. noires et col., cart........ 4 fr.

Tableaux synoptiques de Symptomatologie, par le Dr M. GAUTIER. 1900, 1 vol. gr. in-8, 200 pages, cartonné............................... 5 fr.

Précis d'Auscultation, par le Dr COIFFIER, 5e *édition.* 1902, 1 vol. in-18 de 150 pages, avec figures coloriées, cartonné........ .. .. 5 fr.

Dictionnaire de Médecine, de Chirurgie, de Pharmacie et des Sciences qui s'y rapportent, par Emile LITTRÉ, de l'Académie française et de l'Académie de médecine. 20e *édition.* 1903, 1 vol. gr. in-8 de 1904 pages à 2 colonnes, avec 600 figures, cartonné. 20 fr. Relié....... 25 fr.

Guide pratique de Bactériologie clinique, par FELTZ. 1898, 1 vol. in-18 de 332 pages, avec figures noires et coloriées, cartonné.......... 3 fr.

Guide pratique pour les Analyses de Chimie physiologique, par le Dr MARTZ. 1899, 1 vol. in-16 de 264 pages, avec 52 figures, cart... 3 fr.

Tableaux synoptiques des Autopsies, par VALERY. 1901, 1 vol. in-16, avec figures, cart...... .. .. 1 fr. 50

La Pratique de l'Analyse des Urines, par le Dr DELEFOSSE, 5e *édition.* 1893, 1 vol. in-18 jésus, 273 pages, avec 27 planches, cartonné.... 4 fr.

Tableaux synoptiques pour l'Analyse des Urines, par DREVET, 2e *édi-tion.* 1901, 1 vol. in-16 de 80 pages, cartonné................ 1 fr. 50

Guide pratique pour l'Analyse des Urines, par G. MERCIER. 1901. 3e *édition.* 1 vol. in-18, 270 pages, avec 44 fig. et 4 pl. col., cart. 4 fr.

Dictionnaire de Médecine et de Chirurgie, publié sous la direction du professeur JACCOUD, 40 vol. in-8 de 800 pages chacun avec figures. 200 **fr** -

---

PATHOLOGIE GÉNÉRALE, PARASITOLOGIE, MICROBIOLOGIE, PATHOLOGIE INTERNE, ANATOMIE PATHOLOGIQUE.

Tableaux synoptiques de Pathologie générale, par le Dr COUTANCE. 1899. 1 vol. gr. in-8, cartonné.. 5 fr.

Traité élémentaire de Pathologie générale, par H. HALLOPEAU, 5e édition. 1898, 1 vol. in-8, 776 pages, 64 figures.................. 12 fr.

Traité élémentaire de Parasitologie, appliquée à la médecine, par MONIEZ. 1896, 1 vol. in-8 de 600 pages, avec 250 figures.......... 10 fr.

Traité pratique de Bactériologie, par E. MACÉ, *4e édition*. 1901, 1 vol. in-8 de 800 pages. avec 300 figures noires et coloriées, cart...... 25 fr.

Atlas de Microbiologie, par E. MACÉ. 1898, 1 vol. gr. in-8 de 60 pl. en 8 couleurs, avec texte explicatif, cartonné...................... 32 fr.

Technique microbiologique et sérothérapique, par le Dr BESSON, 2e édition. 1902, 1 vol. in-8, avec 200 figures noires et coloriées..... 12 fr.

Les Microbes pathogènes, par Ch. BOUCHARD. 1892, 1 vol. in-16. 3 fr. 50

Aide-mémoire de Pathologie interne, par LEFERT, 1 vol. in-18, relié. 10 fr.

Tableaux synoptiques de Pathologie interne, par le Dr VILLEROY, 2e édition. 1899, 1 vol. gr. in-8 de 208 pages, cartonné................ 5 fr.

Nouveaux Éléments de Pathologie médicale, par A. LAVERAN et J. TEISSIER, 4e édition. 1894, 2 vol. in-8 de 1866 p., 125 fig. et tracés.. 22 fr.

Traité pratique des Maladies de l'Enfance, par les Drs DESPINE et PICOT, 6e édition. 1900, 1 vol. in-8 de 916 pages................... 16 fr.

Traité des Maladies de l'Estomac, par le Dr BOUVERET, professeur à la Faculté de Lyon. 1893, 1 vol. in-8 de 793 pages.............. 14 fr.

Diagnostic et Traitement des Maladies de l'Estomac, par le Dr FRENKEL. 1900, 1 vol. in-16 de 400 pages et figures, cartonné........... 7 fr. 50

Traité des Maladies des Pays chauds, par le Dr J. BRAULT, professeur à l'Ecole de médecine d'Alger. 1900, 1 vol. gr. in-8 de 534 pages. 10 fr.

Traité pratique de Dermatologie, par le Dr HALLOPEAU et le Dr LEREDDE. 1900, 1 vol. gr. in-8 de 1 000 p., avec 24 pl. color., cartonné.... 30 fr.

Atlas-Manuel des Maladies de la Peau, par le Dr MRACEK. *Édition française*, par le Dr L. HUDELO. 1900, 1 vol. in-16, avec 63 pl. col., relié. 20 fr.

Diagnostic et Traitement des Maladies de la Peau, par le Dr BARBE. 1901, 1 vol. in-18, 336 pages, cartonné........................... 5 fr.

Précis des Maladies vénériennes, par AUDRY. 1901, 1 vol. in-18, cart. 5 fr.

Atlas-Manuel des Maladies vénériennes, par MRACEK. *Édition française*, par le Dr EMERY. 1899, 1 vol. in-16, avec 71 pl. col., relié. 20 fr.

Atlas-Manuel du Système nerveux, par JAKOB, *2e édition*, par le Dr RÉMOND. 1900, 1 vol. in-16, avec 78 pl. col. et 14 fig., relié.... 20 fr.

Diagnostic et Traitement des Maladies nerveuses, par le Dr ROUX. 1901, 1 vol. in-18, avec figures, cartonné............ .... 7 fr. 50

Traité des Maladies mentales, par le Dr DAGONET, 1894, 1 vol. gr. in-8. 20 fr.

Thérapeutique des maladies mentales, par les Drs GARNIER et COLOLIAN. 1901, 1 vol. in-8. .... **7 fr.**

Traité d'Anatomie pathologique, par COYNE, professeur à la Faculté de médecine de Bordeaux. 1903, 1 vol. in-8, 1040 p., 223 figures... 15 fr.

Atlas-Manuel d'Histologie pathologique, par DURCK et GOUGET, agrégé à la Faculté de Paris. 1902, 1 vol. in-18, avec 120 pl. coloriées, relié. 20 fr.

Atlas-Manuel d'Anatomie pathologique, par BOLLINGER et GOUGET, agrégé à la Faculté de Paris. 1902, 1 vol. in-18, avec 137 pl. col. rel....... 20 fr.

THÉRAPEUTIQUE, HYGIÈNE, MÉDECINE LÉGALE
MATIÈRE MÉDICALE, PHARMACOLOGIE.

Mémorial Thérapeutique, par DANIEL, 1902, 1 vol. in-12, 240 pages (format portefeuille sur papier riz indien), relié .... 3 fr. 50

Traité élémentaire de Thérapeutique, de matière médicale et de pharmacologie, par le Dr A. MANQUAT, 5e *édition*. 1903. 2 vol. in-8... 24 fr.

Guide et Formulaire de Thérapeutique, par le Dr HERZEN, 2e *édition*. 1903, 1 vol. in-18, 450 pages, cartonné................7 fr. 50

Tableaux synoptiques de Thérapeutique, par le Dr DURAND. 1899, 1 vol. gr. in-8 de 224 pages, cartonné............... 5 fr.

Nouveaux Eléments de Matière médicale et de Thérapeutique, par NOTHNAGEL et ROSSBACH, 2e *édition*. 1889, 1 vol. gr. in-8 de 920 p. 16 fr.

Eléments de Matière médicale, par CAUVET. 2 vol. in-18, 1750 p. et fig. 15 fr.

Traité de Pharmacologie et de Matière médicale, par J. HÉRAIL. 1900, 1 vol. in-8 de 500 pages avec 400 figures............ 12 fr.

Nouveaux Eléments de Pharmacie, par ANDOUARD, professeur à l'Ecole de Nantes, 5e *édition*. 1898, 1 vol. gr. in-8, 950 p., 200 fig., cart. 20 fr.

Aide-Mémoire de Pharmacie, par FERRAND, 5e *édition*. 1891, 1 vol. in-18 jésus de 852 pages, 168 figures, cartonné............... 8 fr.

Formulaire officinal et magistral international, par le professeur J. JEANNEL, 4e *édition*. 1887, 1 vol. in-18 de 1044 pages, cartonné. 3 fr.

Formulaire des Médications nouvelles, par le Dr Henri GILLET. 1895, 1 vol. in-18 de 300 pages, cartonné.................. 3 fr.

Formulaire des Médicaments nouveaux, par H. BOCQUILLON-LIMOUSIN. 15e *édition*. 1903. 1 vol. in-18 de 300 pages, cartonné.......... 3 fr.

Tableaux synoptiques d'Hygiène, par le Dr REILLE. 1900, 1 vol. gr. in-8 de 200 pages, cartonné................. 5 fr.

Nouveaux Eléments d'Hygiène, par J. ARNOULD, 4e *édition*. 1903. 1 vol. gr. in-8, 1224 pages, 260 figures, cartonné............ 20 fr.

Formulaire d'Hygiène infantile, par le Dr H. GILLET. 1898, 2 vol. in-18 cartonnés. Chaque................. 3 fr.

Précis de Médecine légale, par le Dr Ch. VIBERT, 5e *édition*. 1900. 1 vol. in-8 de 912 pages, avec 87 figures et 5 planches en chromo...... 10 fr.

Atlas-Manuel de Médecine légale, par le professeur HOFMANN, de Vienne, et VIBERT. 1 vol. in-16, 170 p., avec 56 pl. col. et 193 fig., relié.. 18 fr.

Cours de Médecine légale de la Faculté de Médecine de Paris, par le professeur P. BROUARDEL. 10 vol. in-8.............. 94 fr. 50

— *La Mort et la Mort subite*. 1895, 1 vol. in-8 de 500 pages.... 9 fr.
— *Les Asphyxies*. 1896, 1 vol. in-8 de 416., avec fig., et 8 pl.... 9 fr.
— *La Pendaison*. 1896, 1 vol. in-8................. 12 fr.
— *L'Infanticide*. 1897, 1 vol. in-8 avec figures et planches....... 9 fr.
— *Les Explosifs et les Explosions*. 1897, 1 vol. in-8........... 6 fr.
— *La Responsabilité médicale*. 1898, 1 vol. in-8............ 9 fr.
— *L'Exercice de la Médecine*. 1899, 1 vol. in-8............ 12 fr.
— *Le Mariage*. 1900, 1 vol. in-8................. 9 fr.
— *L'Avortement*. 1901, 1 vol. in-8................. 7 fr. 50
— *Les Empoisonnements*. 1902, 1 vol. in-8............. 9 fr.

Précis de Toxicologie clinique et médico-légale, par le Dr VIBERT. 1900, 1 vol. in-8 de 912 pages, avec figures et 1 planche coloriée...... 10 fr.

Précis de Toxicologie, par A. CHAPUIS, 2e *édition*. 1897, 1 vol. in-8, avec 60 fig.................. 9 fr.

Atlas-manuel des Maladies de la bouche, du nez et du pharynx, par le Dr L. GRUNWALD. Édition française, par le Dr Georges LAURENS, assistant de laryngologie à l'hôpital Saint-Antoine, 1 vol. in-18 jésus de 300 pages, avec 64 pl. col. et figures, relié maroquin souple, tête dorée (*sous presse*).

La Pratique des Maladies de la bouche et des dents dans les hôpitaux de Paris. Aide-mémoire et formulaire de thérapeutique appliquée, par le professeur Paul LEFERT. 1896. 1 vol. in-18 de 288 pages, cart...................................... **3 fr.**

Tous les praticiens sauront gré à M. le professeur Lefert de leur présenter en un petit volume clair et précis la *pratique* des médecins et des chirurgiens des hôpitaux qui s'occupent spécialement des maladies de la bouche et des dents, et des professeurs des écoles dentaires : Berger, Broca, Chaput, Cruet, Delbet, P. Dubois, Duplay, Galippe, Hartmann, Kirmisson, Lannelongue, Le Dentu, Lermoyez, Poinsot, Quenu, Reclus, Schwartz, Terrier, Tillaux, Viau, etc.

On trouvera traitées dans ce livre les questions qui s'offrent chaque jour à l'observation : *Accidents de la dentition, Amygdalites, Anesthésie dentaire, Angines, Antisepsie buccale, Bec-de-Lièvre, Cancer de la langue, Carie dentaire, Dents de sagesse, Extraction des dents, Fractures des dents, Gingivite, Greffe dentaire, Grenouillette, Kystes dentaires, Muguet, Nécrose phosphorée, Obturation des dents, Ostéopériostite alvéolo-dentaire, Palato plastie buccale, Tuberculose buccale, Uranoplastie,* etc.

Cet ouvrage est dû à la collaboration de 60 chirurgiens des hôpitaux de Paris, et renferme plus de 400 consultations sur les cas les plus nouveaux et les plus variés.

Il permet au praticien de se rappeler ce qu'il a vu, alors qu'il suivait les services hospitaliers ou les écoles dentaires de Paris, et de se tenir au courant des nouvelles méthodes de traitement.

L'Évolution de l'Art dentaire. — L'École dentaire, son histoire, son action, son avenir, par le D^r Ch. Godon, directeur à l'École dentaire de Paris. 1901, 1 vol. gr. in 8, 366 pages et planches... **10 fr.**

L'auteur passe d'abord en revue l'évolution de l'art dentaire à travers les âges. Il nous montre qu'à toutes les époques, dans les civilisations des Égyptiens, des Grecs, des Romains, des Arabes, l'art dentaire a été exercé par des spécialistes comme il l'est de nos jours. Il divise cette partie historique en une période pratique et une période scientifique. La première remonte à la plus haute antiquité pour se terminer à la fin du xviie siècle.; la seconde débute en 1717 par la publication en France du premier ouvrage d'art dentaire : *le Chirurgien-dentiste* de Pierre Fauchard; elle se poursuit avec la fondation de la première société odontologique et surtout de la première école dentaire, en 1839, aux Etats-Unis.

L'*Odontologie*, science nouvelle, réalise des progrès rapides et importants pendant les soixante dernières années, grâce à la multiplicité des Ecoles dentaires créées dans tous les pays (elles sont actuellement au nombre de plus de 150). Le compte rendu sommaire qu'il donne de l'important Congrès dentaire tenu à Paris au mois d'août 1900, et qui s'est terminé par la Constitution d'une Fédération dentaire universelle, permet de constater ces résultats intéressants.

Une dernière partie est consacrée à l'avenir de l'Enseignement et des Ecoles dentaires.

L'ouvrage se termine par des conclusions qui représentent les principaux desiderata des chirurgiens-dentistes de tous les pays.

Formulaire dentaire, maladies et hygiène de la bouche et des dents, par N.-H. Thomson, chirurgien-dentiste de la Faculté de médecine de Paris. 1895, 1 vol. in-18 de 288 pages, 61 fig., cart... **3 fr.**

Dans une première partie, il étudie les *maladies de la bouche :* stomatites, tumeurs et néoplasmes, syphilis et tuberculose, luxations, fractures et maladies des mâchoires, maladies de la langue, des lèvres, du sinus.

Viennent ensuite les *maladies des dents :* caries, périostites, exostoses, abcès alvéolaires, fluxions, pyorrhées alvéolaires, accidents des dents de sagesse.

Le chapitre suivant est consacré aux *soins à donner à la bouche* et aux moyens à employer pour combattre l'action des microbes.

Enfin, M. Thomson traite de l'*anesthésie*, soit générale (chloroforme, éther, protoxyde d'azote, bromure d'éthyle), soit locale (cocaïne, chlorure d'éthyle, injections glacées).

Ce Formulaire dentaire, écrit avec clarté et méthode, au courant des progrès les plus récents de la science dentaire, est appelé à devenir le vade-mecum de l'étudiant pour préparer ses examens, en même temps que du chirurgien-dentiste soucieux de se tenir au courant des progrès de l'art dentaire.

Les dents de nos enfants, par A. Bramsen. 1899, 1 vol. in-16 de 141 pages, avec 50 fig.. **2 fr.**

Les dents, leur répartition, leur nombre et leur position dans les mâchoires. Eruption des dents de lait. Accidents causés par la dentition. Soins à donner aux dents de lait. Dents de six ans. Deuxième dentition. Dent de sagesse. Soins à donner aux dents. Déviation. Moyens de les prévenir. Influence du régime alimentaire. Moyens d'empêcher la détérioration des dents chez l'enfant.

MANUEL DU CHIRURGIEN-DENTISTE

Par le **D^r CH. GODON**

CHIRURGIEN-DENTISTE DE LA FACULTÉ DE MÉDECINE DE PARIS
PROFESSEUR ET DIRECTEUR DE L'ÉCOLE DENTAIRE DE PARIS

Avec la collaboration de

MM. les Drs L. FREY, M. ROY, E. SAUVEZ, et P. MARTINIER

1896-1903, 8 vol. in-18 de 300 p., cartonnés. **24 fr.**

Notions générales d'anatomie, d'histologie et de physiologie, par le Dr MARIÉ. 1900, 1 vol. in-18, 322 p., cart.   3 fr.

Notions générales de pathologie, par le Dr MARIE. 1900, 1 vol. in-18, 272 p. et fig., cart.................   3 fr.

Anatomie et physiologie de la bouche et des dents, par le Dr E. SAUVEZ, professeur suppléant d'anatomie à l'Ecole dentaire de Paris, dentiste des hôpitaux. 1896, 1 vol. in-18 de 314 p., avec 78 fig., cart. ......   3 fr.

Pathologie des dents et de la bouche, par le Dr L. FREY, ancien interne des hôpitaux de Paris, professeur suppléant à l'Ecole dentaire de Paris, dentiste des hôpitaux. 1896, 1 vol. in-18 de 279 p., avec 32 fig., cart.   3 fr.

Thérapeutique de la bouche et des dents, hygiène buccale et anesthésie dentaire, par le D^r ROY, dentiste des hôpitaux de Paris, professeur à l'Ecole dentaire de Paris. 1897, 1 vol. in-18 de 286 p., cart.........   3 fr.

Clinique dentaire, dentisterie opératoire, par M. GODON. 2e *édit.*, 1903, 1 vol. in-18 de 300 p., cart........   3 fr.

Clinique de prothèse dentaire et orthopédique, par M. P. MARTINIER, sous-directeur de l'Ecole dentaire de Paris. 2e *édit.*, 1903, 1 vol. in-18, 300 p. et fig., cart.   3 fr.

Clinique de prothèse restauratrice buccale et faciale, par M. P. MARTINIER. 1903, 1 vol. in-18, 300 p. et fig., cart.................. ....   3 fr.

La loi du 30 novembre 1892, en créant un diplôme officiel de chirurgien-dentiste, oblige ceux qui veulent à l'avenir exercer la profession de chirurgien-dentiste, à des études spéciales et à des examens déterminés. M. Godon a pensé répondre à un besoin en réunissant, sous une forme facilement assimilable, toutes les matières qui font officiellement partie de l'enseignement de l'étudiant dentiste et sont exigibles aux examens.

Il a voulu que cet ouvrage pût encore être utile aux praticiens, qui retrouveront sous une forme claire et précise les matières qu'ils ont apprises au cours de leurs études, en même temps que les travaux intéressants récents.

ENVOI FRANCO CONTRE UN MANDAT SUR LA POSTE.

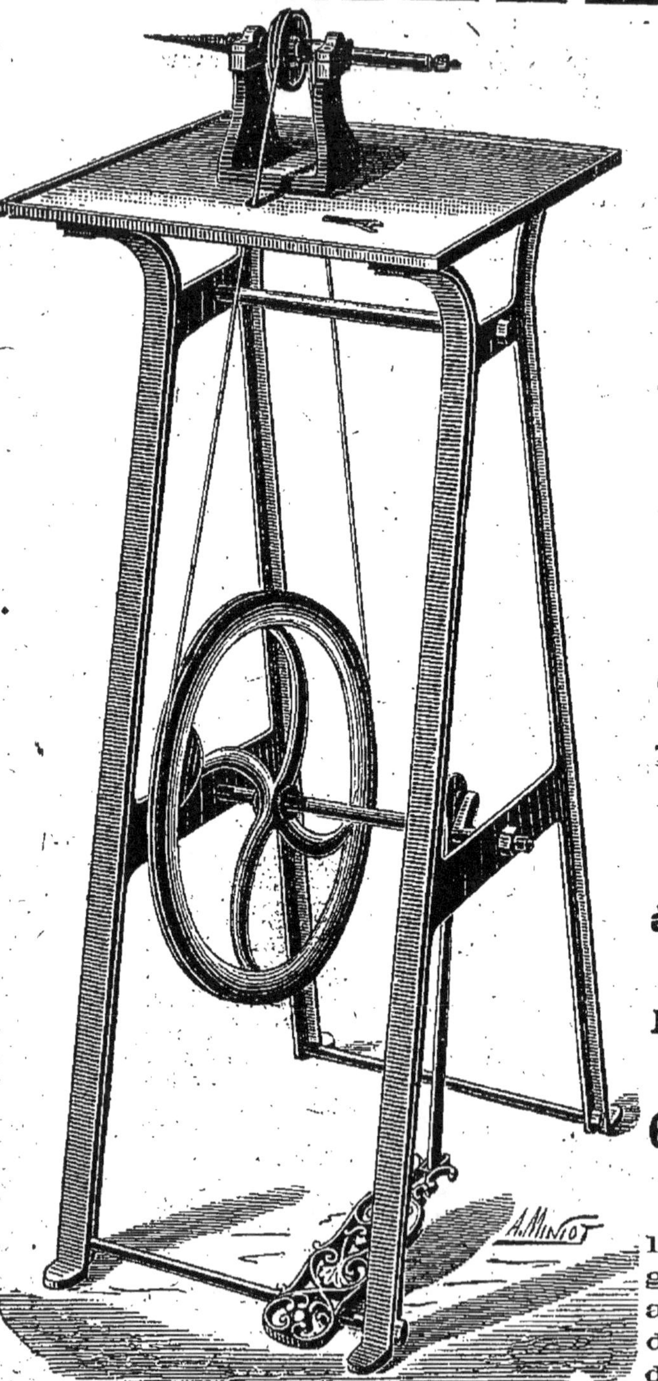

MAMELZER

Manufacture
Dentaire

40, rue Croix-des-Petits-Champs, PARIS

Usine au
Plant Champigny
(Seine)

Maison fondée en 1872

MÉDAILLE D'OR
*Exposition
Universelle 1900*

Téléphone : 306-77

TOUR
à meuler
et à polir

Modèle N° 3

PRIX :
65 francs

Demander le Catalogue généralpour autres tours d'atelier et de cabinet,

9 782329 120447